우울증을 이겨낸 사람들

일러두기

- 불필요한 오해를 피하기 위해 환자들이 인터뷰에서 얘기한 특정 병원이나 진료기관, 의사나 약사, 의약품, 식품 등은 구체적인 이름을 생략하거나 수정 표기했습니다. 또한 환자와 가족의 목소리를 생생하게 전달하기 위해 인터뷰 내용을 구어(口語)로 표기했음을 밝혀둡니다.
- '정신보건센터'가 '정신건강증진센터'로 변경됨에 따라 인터뷰이가 언급한 '정신보건센터'는 '정신건강증진센터'로 편집부에서 수정하였습니다.
- 이 책은 한국연구재단의 연구 과제 [질병체험 내러티브 데이터베이스 구축을 위한 다학제적 연구: 언어학적 연구 방법론을 기반으로]를 수행한 질병체험이야기 프로젝트의 결과물을 재구성했습니다.

우울증을 이겨낸 사람들

초판 발행 2015년 9월 20일

지은이 질병체험이야기 연구팀 / **펴낸이** 김태헌
총괄 임규근 / **책임편집** 박채령 / **기획편집** 신미경 / **교정교열** 이헌건 / **디자인** 이석운, 김미연
영업 문윤식, 조유미 / **마케팅** 박상용, 서은옥 / **제작** 박성우

펴낸곳 한빛라이프 / **주소** 서울시 마포구 양화로 7길 83 한빛빌딩 3층
전화 02-336-7129 / **팩스** 02-336-7124
등록 2013년 11월 14일 제 2013-000350호 / ISBN 979-11-85933-24-5 13510

한빛라이프는 한빛미디어㈜의 실용 브랜드로 나와 내 아이, 우리의 일상을 환히 비출 수 있는 책을 펴냅니다.

이 책에 대한 의견이나 오탈자 및 잘못된 내용에 대한 수정 정보는 한빛미디어㈜의 홈페이지나 아래 이메일로 알려주십시오. 잘못된 책은 구입하신 서점에서 교환해 드립니다. 책값은 뒤표지에 표시되어 있습니다.
한빛미디어 홈페이지 www.hanbit.co.kr / 이메일 ask_life@hanbit.co.kr

Published by HANBIT Media, Inc. Printed in Korea
Copyright ⓒ 질병체험이야기 연구팀 & HANBIT Media, Inc.
이 책의 저작권은 질병체험이야기 연구팀과 한빛미디어㈜에 있습니다.
저작권법에 의해 보호를 받는 저작물이므로 무단 복제 및 무단 전재를 금합니다.

지금 하지 않으면 할 수 없는 일이 있습니다.
책으로 펴내고 싶은 아이디어나 원고를 메일(writer@hanbit.co.kr)로 보내주세요.
한빛미디어㈜는 여러분의 소중한 경험과 지식을 기다리고 있습니다.

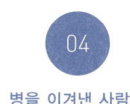

병을 이겨낸 사람들

우울증을
이겨낸
사람들

질병체험이야기 연구팀 지음

한빛라이프

여는 글

우울증을 앓고 있는 이웃들의
100퍼센트 리얼 스토리

사람은 누구나 살아가면서 크고 작은 질병을 경험하고, 이러한 경험은 개인의 삶과 가족의 생활, 사회활동에 많은 영향을 끼치게 됩니다.

일반인들이 '질병'을 경험하며 얻을 수 있는 정보는 대부분 의학적·치료적 관점의 내용입니다. 하지만 질병은 의학적 연구와 치료 대상인 동시에 환자와 환자 가족 입장에서 보면 매우 개인적이고 주관적인 경험입니다. 따라서 질병을 앓는 사람 입장에서는 같은 질병을 경험한 다른 환자들의 이야기가 듣고 싶지만, 현실적으로 이런 기대를 채우기는 매우 어렵습니다. 오히려 검증되지 않은 정보들이 다양한 매체를 통해 유통됨으로써 자칫 잘못된 정보로 인해 더욱 큰 고통을 겪을 수도 있습니다.

질병을 체험한 사람들의 이야기를 녹취·전사해서 전문가들이 분석하고, 이를 바탕으로 검증된 정보를 웹사이트를 통해 대중에게 제공하는 프로젝트를 처음 시작한 것은 영국 옥스퍼드대학교 DIPEx(Database of Individual Patient Experiences) 연구팀입니다. 2001년, DIPEx 연구팀이 이 프로젝트를 처음 시작한 뒤 독일과 일본에서 같은 프로젝트를 시작했고, 이어서 우리 연구팀이 한국연구재단의 지원을 받아 세계에서 네 번째로 이 프로젝트를 수행하게 되었습니다. 현재 전 세계 10개국에서 프로젝트를 수행하면서 그 결과물을 웹사이트를 통해 제공하고 있으며, 참여 국가는 점점 늘어나고 있는 추세입니다. 지난 2012년에는 각국 연구팀의 정보 공유와 공동 연구를 위해 DIPEx 인터내셔널(http://www.dipexinternational.org)을 설립했으며, 우리 연구팀은 이 기구의 창립 이사국으로 활동하고 있습니다.

'질병체험이야기 연구팀'은 질병으로 고통받고 있는 분들에게 같은 질병을 먼저 경험한 분들의 이야기를 수집, 분석, 검증해서 들려드리기 위해 인문학, 의학, 간호학, 가족치료학, 컴퓨터공학 등 다양한 분야의 전문가들로 구성했습니다. 우리 연구팀은 2009년부터 5년 동안 한국연구재단의 지원을 받아 당뇨병, 위암, 유방암, 우울증, 치매, 호스피스·완화의료를 경험한 분들과 그 가족의 질병체험 이야기를 녹취·전사해서 내러티브 데이터베이스를 구축하고 분석했으며, 이를 바탕으로 〈병을 이겨낸 사람들〉 시리즈를 출판하게 되었습니다.

이 책이 출판되기까지 많은 분의 도움과 헌신적인 노력이 있었습니다. 먼저 자신과 가족의 질병을 다른 사람에게 공개하는 것이 결코 쉬운 일이 아님에도 불구하고, 기꺼이 녹음기나 캠코더 앞에서 자신들의 경험담을 들려주신 분들이 있었기에 이 책이 나올 수 있었습니다. 같은 질병으로 고통을 겪고 있는 환우들을 위해 기꺼이

나서주신 분들께 이 자리를 빌려 다시 한 번 감사의 인사를 드립니다. 이와 더불어 인터뷰 대상자를 섭외하는 데 도움을 주신 분들에게도 감사드립니다. 개인적으로 도움을 주신 분도 많았고, 의료인, 환우회, 의료기관들도 적극적으로 도움을 주었습니다. 그 많은 분의 이름을 일일이 열거하지 못해 송구할 따름입니다.

특히 2009년부터 5년 동안 '질병체험이야기 프로젝트'에 헌신적으로 참여한 공동연구원과 전임연구원, 연구보조원 그리고 전사에 참여한 학생들에게 깊은 감사를 드립니다. 부족한 연구비 때문에 공동연구원들은 얼마 되지 않는 연구활동비마저 연구비로 내놓았고, 전임연구원들은 인터뷰 대상자가 있는 곳이면 전국 어디든 무거운 장비를 들고 찾아가 인터뷰를 하고 많은 시간을 들여 분석 작업을 수행했습니다. 이처럼 수많은 연구 참여자가 투철한 소명 의식을 갖고 희생적으로 참여한 덕분에 이와 같은 결과물이 나올 수 있었습니다.

마지막으로 '질병체험이야기 프로젝트'의 재정적인 기반을 제공해주신 한국연구재단과 이 책이 출판될 수 있도록 도와주신 한빛미디어 관계자들, 특히 김태헌 대표이사님과 박채령 팀장님께 깊이 감사드립니다.

이 책이 질병으로 고통받고 있는 분들께 소중한 정보와 따뜻한 위로가 되고, 질병 극복에 대한 희망을 드릴 수 있길 바랍니다.

질병체험이야기 연구팀
연구책임자 강창우

감수 글

아픔으로 힘겨운 사람들의
이야기 속 발자국 따라가기

홀로 마음의 병을 앓으며 살아간다는 것은 길 없는 숲을 헤매는 것과 같습니다. 어디로 가야 할지 막막한 가운데, 가시나무에 찔리기도 하고 절벽의 끝에 몰리기도 합니다.

이 책은 우울증이라는 어두운 숲을 먼저 겪어본 분들이 고통스러운 자신의 경험을 생생하게 풀어낸 이야기 모음입니다. 그리고 그들과 같은 아픔으로 힘겨워하는 사람들이 이야기 속 발자국을 따라가며 희망의 오솔길을 다져갈 수 있도록 돕기 위해 만들어진 책입니다.

이 책에는 우울증이라는 자신의 상태를 인식하지 못한 채 고통 속에서 웅크리고 있거나, 가까운 가족들끼리 상처를 주고받으며 좌충우돌하는 모습들이 생생하게 담겨 있습니다. 또한 우울증으로 인한 고통에서 벗어나기 위해 혹은 자살시도 등을 계기로 전문가와 기관의 도움을 얻는 과정, 상담이나 약물 복용 등 치료 과정, 가족과 친구들의 지지와 도움 그리고 자신의 모습을 그대로 받아들이고 사랑하며 우울증을 극복해나가는 체험들이 진솔하게 그려져 있습니다.

마음속 깊숙이 묻어두었던 아픈 상처와 기억들을 꺼내어 이야기한다는 것은 또 다른 아픔이자 쓰라린 고통입니다.

특히 감추고 싶은 부끄러운 자신의 모습을 세상에 드러낸다는 것은 힘들고도 대단한 용기를 필요로 하는 일입니다. 이러한 고통을 무릅쓰고 정신질환이라는 사회적 편견 속에서 자신과 가족의 이야기를 선뜻 나누어주신 참여자 여러분의 용기에 존경의 박수를 보냅니다. 전문가 인터뷰를 통하여 우울증에 대해 의학적 관점에서 알기 쉽게 설명해주신 서울대학교 의과대학 정신과학교실 안용민 교수님께도 이 자리를 통해 감사의 말씀을 드립니다.

이 책을 읽으며 "잘 정리된 이야기는 어떤 이론보다 강력하다."라고 했던 철학자 한나 아렌트의 이야기가 생각납니다. 너의 아픔이기도 하고 또한 나의 아픔이기도 한 고통스러운 내면의 진실한 고백은 무엇보다 큰 감동을 주기 때문입니다.

늪에 빠진 듯 아무것도 할 수 없었던 우울증의 고통을 겪어내며 상처 입은 자신을 스스로 보듬고 사랑하게 되는 이야기는, 환우들은 물론 마음 한쪽 아픔이 없을 수 없는 우리들 모두에게 위로와 용기를 안겨주게 될 것입니다.

초당대학교 간호학과 교수
고문희

차례

여는 글   우울증을 앓고 있는 이웃들의 100퍼센트 리얼 스토리 _ 005
감수 글   아픔으로 힘겨운 사람들의 이야기 속 발자국 따라가기 _ 008

CHAPTER 01
우울증은 어디에서 오는가

01   극복하지 못한 유년기의 상처 ······················· 015
   FAQ   우울증이란 무엇입니까? _ 030

02   우울증이 생활에 미치는 영향 ······················· 031
   FAQ   우울증의 초기 증상에는 어떤 것이 있습니까? _ 044

03   우울증이 나타나는 결정적인 계기 ··················· 046
   FAQ   우울증의 원인은 무엇입니까? _ 063

CHAPTER 02
우울증, 이렇게 진단한다

01   이런 증상을 보이면 우울증을 의심해라 ··············· 067
   FAQ   우울증 진단을 위해 어떤 검사를 받아야 합니까? _ 077

02   우울증 진단을 받아들이는 자세 ····················· 079
   FAQ   우울증의 치료 방법에는 어떤 것이 있습니까? _ 088

CHAPTER 03
우울증을 치료하는 세 가지 방법

01   항우울증제를 통한 약물 치료 ······················· 093
   FAQ   약물 치료 시 나타날 수 있는 부작용은 무엇입니까? _ 105

02 나를 공감해주는 심리 치료 · 107
　　FAQ　우울증 재발을 막으려면 어떤 방법이 효과적인가요? _ 114

03 처음엔 무섭지만 큰 도움이 되는 입원 치료 · · · · · · · · · · · · · · · 117

CHAPTER 04
치료 후 관리는 혼자 또는 여럿이

01 스스로 할 일을 찾는 자가 관리 · 123
　　FAQ　환자와 가족이 일상생활에서 주의해야 할 것은 무엇인가요? _ 135

02 가족과 모임 같은 지지그룹의 도움 · 137
　　FAQ　우울증에서 재발이란 어떤 증상을 말하는 것입니까? _ 147

03 새로운 희망은 재발 방지의 에너지 · 149
　　FAQ　우울증의 예후는 어떠합니까? _ 154

CHAPTER 05
우울증을 이겨낸 사람들의 일상생활

01 관계의 변화 · 157
　　FAQ　우울증에 대한 사회적인 편견은 어느 정도입니까? _ 164

02 전문가의 도움, 주변과의 소통 · 166
　　FAQ　우울증으로 고통받는 분들에게 격려와 조언을 해주신다면? _ 181

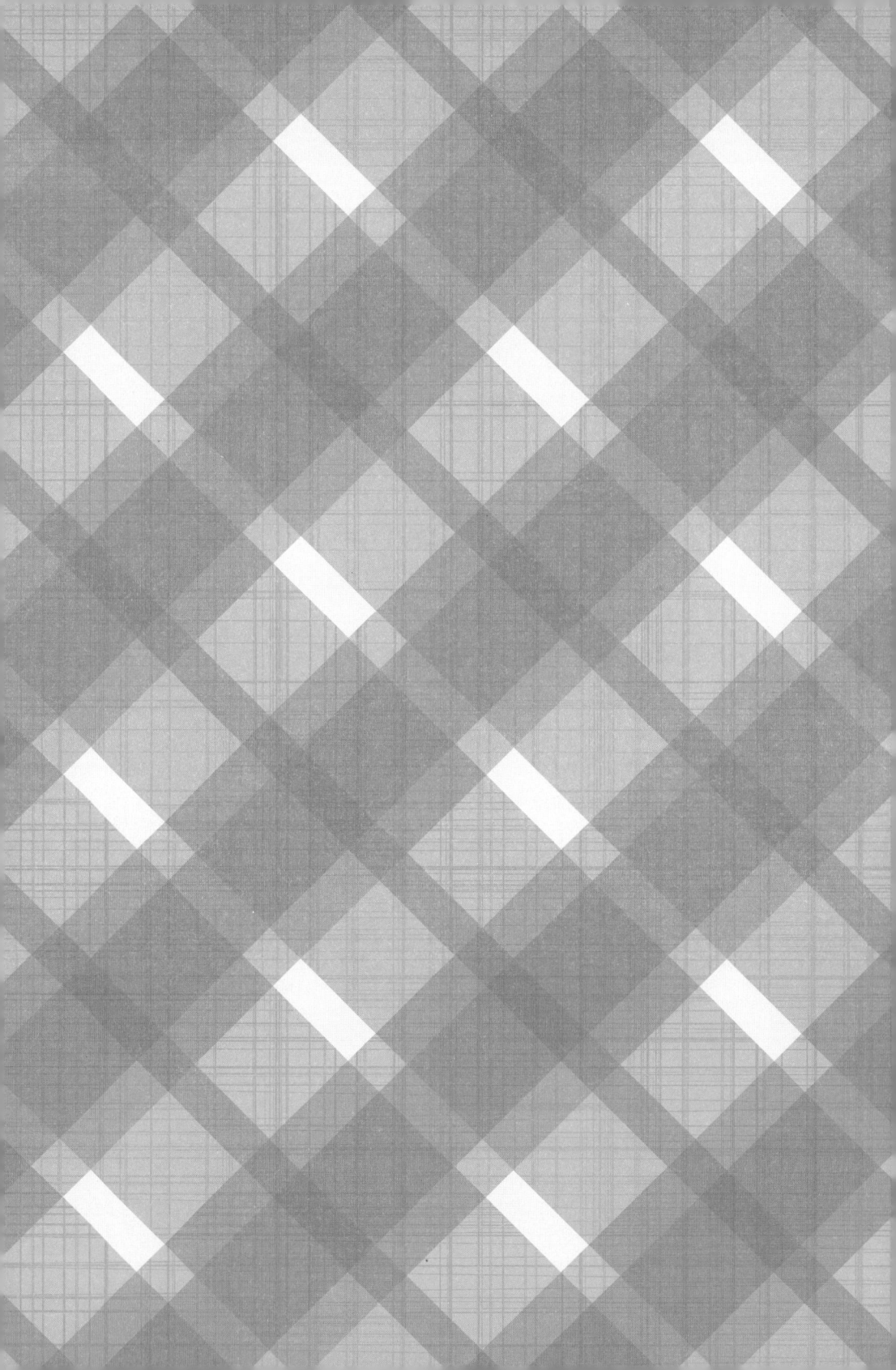

CHAPTER 01

우울증은 어디에서 오는가

01 극복하지 못한 유년기의 상처

우울증의 원인은 다른 마음의 병과 마찬가지로 유전적 요인, 사회심리적 요인, 신경생물학적 요인 등 다양합니다. 그럼에도 불구하고 우울증 환자는 양육과 보호가 필요한 어린 시절, 제대로 보호를 받지 못하거나 세상으로부터 공격당한 두려운 경험을 극복하지 못한 경우가 많습니다. 또래끼리 관계를 맺는 데 어려움을 겪고 왕따를 당하거나 학업성취가 뒤처져 힘들어한 경우도 있습니다. 가족 사이의 갈등이나 신체적·정서적 학대 등으로 고통을 받기도 하고, 부모의 이혼으로 가족이 해체되어 흩어져 살았던 경우도 있습니다. 이런 경우, 성장 과정에서 필요한 적절한 양육과 사랑, 성취감 등의 경험이 부족하게 되고, 결국 아픈 상처로 남게 됩니다.

때로는 가정형편이 자신의 꿈을 이루기에는 많이 부족하다는 생각 때문에 좌절감을 느낀 경우도 있고, 일찍 부모를 여읜 탓에 힘든 생활을 영위해야 했던 경우도 있습니다. 심지어 어린 시절에 성추행 등 감당하기 힘든 충격적인 사건을 경험한 경우도 있습니다.

☐ 엄마의 히스테리가 무척 심했다.
☐ 아빠의 알코올 중독과 폭력으로 힘든 어린 시절을 보냈다.
☐ 부모의 이혼으로 방황을 많이 했다.
☐ 부모님과 떨어져 살며, 늘 혼자라는 기분이었다.
☐ 아버지의 가정폭력과 어머니의 질병으로 늘 불행했다.
☐ 어릴 때부터 불안, 공포감, 강박증이 있었다.
☐ 엄마에게 늘 지적을 받아서 열등의식이 강했다.
☐ 부모님의 지나친 공부 강요와 폭력에 시달렸다.
☐ 가정형편이 내 꿈을 키워줄 만큼 넉넉지 못해서 좌절감이 컸다.

엄마의 히스테리가 무척 심했어요

엄마는 정신병원에 입원해야 할 정도로 히스테리가 심했어요. 조울증이 너무 심해서, 가끔 계모가 아닌가 생각이 들 정도였죠. 내가 초등학교 1학년 때 친구 집에 놀러갔다가 늦게 온 적이 있어요. 예전에는 집에 전화가 없었으니까 미리 연락을 못했죠. 그런데 엄마가 삿소리를 얼마나 심하게 하는지……. 그야말로 극단적으로 얘기를 하는 거예요. "찢어발겨 죽일 X." 이런 말은 예사였어요. 그렇게 제대로 치료를 받지 못한 상태에서 나를 키운 거죠.

 엄마 때문에 내 인생이 망가졌다고는 못하겠지만, 그런 영향은 적지 않았던 것 같아요. 내 머리가 나쁘거나 그랬던 것도 아닌데……. 내 인생을 돌아보면, 나 스스로를 아끼지 못했다는 그런 생각이 들어요. 부모한테서 충분한 애정을 받으면서 큰 아이랑 그러지 못한 아이랑은 정말 큰 차이가 나더라고요. 게다가 내가 좀 예민한 사람이었어요. 그렇지만 않았어도 아무리 엄마가 심하게 뭐라고 했어도 견뎌낼 수 있었을 텐데……. 내가 감정적으로 매우 예민한 편이라고 병원에서도 얘기하더라고요.

아빠의 알코올 중독과 폭력으로 힘든 어린 시절을 보냈어요

초등학교 3학년 때부터였나? 눈을 뜨면 죽고 싶고, 살고 싶은 의욕도 없고 그랬어요. 학교에서 애들한테 괴롭힘을 당하는 것도 싫었지만 아빠가 맨날 술 먹고 와서 엄마도 때리고, 나도 때리고, 오빠도 때리고 그랬거든요. 물건도 막 때려 부수고, 이웃들한테도 피해를 많이 줬죠. 다 같이 죽자면서 가스 터뜨리고 불 지르겠다고 협박도 하고…….

 때로는 우리를 쫓아내기도 했어요. 그럴 때는 밖에 있다가 아빠가 잠든 뒤에 들어갔죠. 그러다 또 아빠가 쫓아내면 다시 밖으로 나가고……. 우리한테만 그런 게 아녜요. 음식을 배달시키면 빨리 안 가져왔다고 막 욕을 하고 모욕을 주기도 했죠.

　술을 안 먹으면 조금 낫기는 했지만 본래 화를 잘 냈어요. 술을 안 먹었을 때도. 언젠가 절벽에다 나를 던져서 깁스를 한 적도 있어요.

부모의 이혼으로
방황을 많이 했어요

내가 열 살쯤 되었을 때예요. 맨날 밥 먹듯이 부부싸움을 하다가 결국에는 부모님이 이혼을 했어요. 공부에 지장이 많았죠. 엄마가 나를 키울 능력이 안 된다면서 아버지가 나를 하얼빈 쪽으로 데리고 갔어요. 원래 우리가 살던 데는 연변이었는데, 하얼빈하고 연변은 완전히 다른 데거든요. 연변 쪽은 거의 한국하고 똑같아요. 음식도 똑같고 문화도 비슷해요. 거기서 태어나서 열 살까지 살다가 하얼빈 쪽으로 가서 6~7년을 산 거죠.

　아버지는 사업한다고 바빠서 그랬는지 자식 교육에 대해서는 신경을 덜 썼던 것 같아요. 아빠가 재혼을 해서 계모랑 한 살 어린 동생이랑 같이 살았는데, 걔는 공부를 잘했어요. 어쩌면 나는 여자고 걔는 아들이니까 걔한테 더 신경을 써주지 않았나 싶기도 해요.

　그러다 아빠가 사업 실패를 해서 거기서 또 다른 곳으로 이사를 했어요. 열다섯인가 열여섯 살 때였죠. 그러니까 또 환경이 바뀐 거예요. 거기다 허구한 날 빚쟁이들이 찾아오고……. 아버지의 사업 실패로 악순환이 계속된 거죠. 그러다 결국은 아버지가 감옥에 들어가게 되었어요. 어렸을 때부터 그런 사연이 많았어요.

부모의 이혼으로 방황하며
죽고 싶다는 생각에 젖어들었어요

내가 중학생 때 엄마 아빠가 이혼을 했는데, 나하고 남동생은 엄마하고 같이 살았어요. 고등학교 때까지 정말 힘들게 살았죠. 동생은 동생대로 나는 나대로 방황을 했어요. 늘 '죽어야겠다.' 그런 생각만 하고 살았죠.

여기 보건소에서 '마음 다스리기 프로그램'(우울증 환자들을 위한 집단 프로그램)을 할 때, 다른 분들은 학창시절이 제일 행복했다고 하던데, 저는 중학교, 고등학교 때가 제일 불행했던 것 같아요. 특히 엄마가 너무 권위적이었기 때문에 반항도 제대로 못했고, 대들거나 항의를 못하니까 계속 마음속에 쌓아두고 있었던 거죠. 그때는 죽고 싶다는 게 내가 할 수 있는 유일한 표현이었던 거예요. 당시 3층 집에 살고 있었는데, 매일 '오늘도 못 죽고 살아있구나. 내일은 꼭 뛰어내릴 거야.' 그런 생각을 하곤 했어요. 지금처럼 인터넷이 있었다면 자살사이트 같은 데를 찾아봤을 거예요. 죽고는 싶지만 죽는 게 무서우니까 '어떻게 하면 고통 없이 죽을 수 있나.' 그런 걸 찾아봤을 거라는 거죠. 그냥 자듯이 죽었으면 좋겠다 그런 생각을 하면서 학창시절을 다 보냈던 것 같아요.

부모님 사이가 안좋으니까
가족의 친밀도가 좀 떨어졌어요

경제적인 문제 등 여러 가지 문제 때문에 부모님이 사이가 안 좋아지고, 부모님 간에 사랑이 없다 보니까 다른 가족들에 비해 우리 가족은 친밀도가 좀 떨어졌어요. 어떻게 보면 아주 기본적인 대화만 했던 거죠. 물론 아버지가 일이 바빠서 늦게 들어왔기 때문에 대화가 본래 없기도 했고요.

할아버지가 일찍 돌아가시고 어렸을 때부터 할머니가 우리를 많이 키워주셨는데 "너희 엄마는 왜 그러냐?" 이러면서 잔소리 아닌 잔소리를 많이 하셨어요. 할머니도 속이 상해서 그런 거죠. 우리들 말고는 얘기할 데가 없었으니까요. 지금 생각해보면 그걸 알지만, 그때는 우리가 아직 성숙이 덜 된 중학교, 고등학교 때니까 그 얘기가 안 좋게 받아들여졌죠. 그런 얘기들 때문에 스트레스도 많이 받았고요. 할머니랑 주변 사람들한테 그런 얘기를 자꾸 듣다 보니까 정신적으로 많이 좋지 않았던 것 같아요.

엄마와 떨어져 살면서
부모님의 사랑을 받지 못했어요

어릴 때 시골에서 살았어요. 아버님은 학교에서 근무했는데, 집안 살림이 어려워서 어머니가 서울로 돈을 벌러 가셨죠. 내가 초등학교 1학년인가 2학년쯤 됐을 때였어요. 위로 형이 둘 있는데 나이 차이가 좀 많이 나요. 그때 이미 형들은 고등학생, 대학생이었으니까 학교 갔다 돌아오면 반겨주는 사람이 할머니밖에 없었죠. 사실 할머니가 계셨어도 대화를 많이 나누거나 하는 건 아니니까 거의 혼자 동네 뒷산에 올라가 있거나 그랬어요.

어쩌면 내가 좀 내성적이라서 그랬는지 몰라도 친구들하고도 잘 어울리지 못했어요. 친한 친구가 한 명 있었는데 초등학교 3학년 땐가 이사를 갔어요. 그 뒤로는 정말 혼자 놀다시피 했죠.

사실 요즘 나를 돌아보면 우리 애한테 참 못해주는 것 같은데, 그것도 그런 경험 때문이 아닌가 싶어요. '부모님한테 내가 사랑을 못 받아서 우리 애한테도 그렇게 못해주는 건가? 화를 내는 건가?' 하는 생각도 들고요. 뭐라고 설명해야 되나……. 문득 '누구한테 사랑받고 싶다.' 그런 생각이 들기도 하고, 다른 사람들의 관심을 받고 싶을 때도 많아요.

친정 아빠는 가정폭력범에다 조폭이나 마찬가지였어요

우리 집은 기본적으로 불행한 가정이었어요. 그로 인해 어린 시절 받은 고통은 이루 말할 수가 없어요.

친정엄마가 파킨슨 진단을 받고 2009년부터 입원과 퇴원을 반복하면서 누워있어요. 본격적으로 아프기 시작한 건 2007년이었고요. 짧게는 5년, 길게 보면 7년째 누워있는 거니까 큰 문제죠. 하지만 그 문제 말고도 우리 친정은 기본적으로 불행한 가정이에요. 제가 어릴 때부터 친정 아빠가 가정폭력을 휘둘러댔거든요. 친정

식구는 엄마하고 아빠 그리고 나보다 열 살 어린 늦둥이 여동생이 하나 있어요. 나는 스물일곱 살 때 결혼을 해서 나왔고 동생은 아직 미혼이에요.

어떻게 보면 우리 아빠는 가정폭력범에다 조폭이나 마찬가지예요. 감옥을 간 적은 없지만 우리가 수시로 경찰에 신고했을 정도로 폭력을 휘둘렀으니 별로 틀린 말은 아닌 것 같네요. 그렇게 엄마, 아빠 사이가 좋지 않으니까 가정이 참 불행하더라고요. 특히 어린 우리들이 받은 고통은 이루 말할 수가 없어요.

그렇게 살던 엄마가 어느 날 두통이 심해서 병원에 갔더니 정신의학과를 가보라는 거예요. 진단 결과 불행한 결혼생활 때문에 쌓이고 쌓인 게 우울증이 되었다는 겁니다. 엄마의 우울증이 정말 깊어요. 사실 파킨슨 증상은 심하지 않은데 우울증이 깊으니까 파킨슨도 더 심해지는 거죠. 그런 엄마를 보면서 나도 덩달아 불행해지는 것 같아요.

어릴 때부터 불안과 공포감을 느끼곤 했어요

어렸을 때부터 강박증이 있었어요. 초등학교 1학년인가 2학년 때부터 피아노학원을 다녔는데, 학원이 굉장히 멀었어요. 그런데 학원을 왔다 갔다 하는 동안에 누가 나를 쫓아오는 것 같은 거예요. 그래서 항상 뛰어다녔어요. 그리고 누가 쫓아오지 않는지 뒤를 돌아봤죠. 누가 꼭 나를 납치할 것만 같고……. 지금도 그런 꿈을 꿔요. 지금 생각해보면 어릴 때부터 엄마한테 충분한 믿음과 신뢰가 없었기 때문에 그렇게 불안과 공포감을 느끼고 안정감을 못 느끼고 그랬던 것 같아요.

아빠의 외도와 이혼으로 내적인 상처가 쌓였어요

엄마가 아빠와 이혼을 하는 바람에 내겐 초등학교를 다니는 내내 아빠라는 존재가 없었어요. 그렇잖아도 아빠는 1개월에 한두 번 집에 오는 사람이었죠. 우리가 어렸을 때부터 수많은 여자들을 만나고 다녔어요. 그래서 결국은 엄마가 참다못해 이혼을 하신 거죠.

그런데 엄마가 받은 나름의 스트레스가 있을 거 아니에요? 남편의 부재나 외도로 인한 그런 스트레스를 우리한테 풀었어요. 어릴 때는 몰랐지만 커서 보니까 그게 내 성격에 그대로 남아있는 거예요. 잘 안 고쳐지고, 힘들고……. 왜 그런지 알고 있으면서도 그럴 때가 있더라고요. 내 우울증은 어릴 때부터 어떤 내적인 상처들이 쌓여있다가 내가 감당할 수 없는 어떤 상황을 딱 만나면 그런 식으로 나오는 것 같아요.

정말 무서운 병인 건 확실한 것 같아요. 내가 나를 컨트롤을 못하니까요. 생각도 못하게 하고. 친구들 만나서 얘기해보면, "너 그때 그랬었어." 하는데, 나는 전혀 생각이 안 나요. 눈에 초점이 없었대요. 그러니까 표정이 없었다는 거죠. 친구들이 집에 와서 드라이브도 시켜주고 많이 그랬는데, 그 초점 없는 눈이 생각난다고 하더라고요.

그런데 '우울증이 정말 그렇게 사람을 무기력하게 할까?' 그런 생각이 들어요. 치유 상담할 때, 어릴 적으로 돌아가서 상상해보는 게 있거든요. 누구든지 속에는 어린아이들이 있다는데, 나는 그걸 해보니까 아홉 살에서 성장이 멈춰 있는 거예요. 어린 시절 엄마가 나를 충분히 케어해주지 않았기 때문이죠. 그러니까 어떻게 보면 아홉 살짜리인 내가 아이를 낳고 키운 거나 마찬가지예요. 그러니 얼마나 힘들었겠어요. 어쩌면 내가 결혼을 하게 된 것도 엄마와의 갈등에서 빨리 벗어나고 싶어서였던 것 같아요.

사실은 아빠 모습을 보면서 나는 절대 결혼을 안 하려고 했어요. '남자'에 대해 아주 부정적인 감정이 많았거든요. 남자는 다 바람을 피울 것 같고……. 어쩌다 아빠가 와도 다 때려 부수고, 엄마 때리고, 우리는 도망가고 그렇게 지냈죠. 어릴 때부터 엄마가 아빠를 다정하게 대한다거나 뒷바라지를 하는 걸 보지 못하고 늘 싸우는 것만 보고 자랐기 때문에 지금 남편과의 관계에서도 그런 게 아닌가 싶어요. 그러다 집단 상담에서 다른 분들이 남편한테 하는 걸 보고 깨달은 거예요. '아! 남편한테는 저렇게 하는 거구나!' 정말 잘 받들고, 위해주고, 챙겨주고 그러는데 나는 남편에게 그렇게 못 했거든요. 보고 배운 게 없으니까요.

선생님이 지금이라도 노력하면 할 수 있다고 얘기를 해주시는 게 큰 위로가 되더라고요.

어릴 때부터 자기비하가 심했어요

스무 살 때부터 스물다섯 살 때까지 우울증을 심하게 앓았어요. 엄마도 나하고 비슷한 증상을 앓았죠. 처음에는 정신과의원에서 약을 받다가 나중에는 신경외과에서 약을 받았는데, 그게 알고 보니까 우울증 때문이더라고요. 까닭없이 그냥 슬프고, 눈물도 잘 나고 그래요.

　내가 많이 못 배웠어요. 집도 못살고, 키도 작고……. 열등의식이 강해서 '못생겼다.' 그런 쪽으로 자기비하가 굉장히 심했어요. 그런데 그게 우울증하고 관련이 있는 줄은 몰랐죠.

　어릴 때부터 사람들 만나는 걸 별로 안 좋아했어요. 엄마가 늘 "네 속에 뭐가 들어앉았는지 모르겠다."라고 답답해하셨을 정도로 말을 하는 것도 싫어했죠. 내겐 여동생 한 명과 남동생 한 명이 있는데, 여동생이 깐족거리면 처음에는 봐주다가 나중에 화가 나면 구석 같은 데 데려가서 주먹으로 쿡쿡 몇 대 때리곤 했어요. 좀 세게 때리긴 했지만 심하게는 하지 않았죠. 어쨌든 그렇게 울분이나 화를 풀었던 것 같아요. 그리고 별것 아닌 일에 잘 삐졌어요. 한번 삐지면 굉장히 오래갔죠. 그것도 그냥 성격 탓이라고만 생각했지 우울증하고 관련이 있는지는 몰랐죠. 그런데 선생님이 그런 게 다 우울증에 포함이 된다고 하시더라고요.

부모님이 폭력까지 휘둘러가며 공부를 강요했어요

우리 사회가 학벌을 중시하잖아요. 지금은 좀 덜하긴 하지만, 우리 부모님은 학벌을 엄청 중요시하거든요. 사촌 누나들이 명문대를 나왔는데, 그래서 그런지 나한테 공부를 심하게 강요하셨어요.

사실은 나도 중학교 3학년, 고등학교 1학년, 2학년 때까지는 공부를 상당히 잘했어요. 그런데 자꾸 부모님 때문에 스트레스를 받으니까 나중에는 아주 폭발을 해버려서 고등학교 3학년 때부터 공부를 안 했어요. 그러고는 소위 부모님들이 말하는 '나쁜 친구들' 하고 어울렸죠.

중학교 때까지 아버지는 매를 드셨어요. 매도 그냥 매가 아니라 다리 아픈 환자들이 짚고 다니는 목발을 자른 매예요. 언젠가 어머니께서 입원하셨을 때 쓰던 목발을 잘라서 절 때린 거죠. 물론 어머니는 그걸 말리셨고요. 그래서 그런지 나는 처음에 아버지를 굉장히 싫어했어요. 병원에 왔을 때도 '아빠는 개보다도 못한 존재' 라고 써놓곤 했어요.

꿈은 컸지만 재능도 가정형편도 따라주지 않아 자괴감이 컸어요

나는 어릴 때 꿈이 많았어요. 대학도 가고 훌륭한 사람도 되고 싶었죠. 그렇지만 가정형편은 내 꿈을 따라주지 못했습니다. 게다가 제 실력도 별로 좋지 않았고……. 그런 것 때문에 자괴감을 많이 느꼈는데, 그게 우울증의 원인이 된 것 같아요. 하지만 내 자신은 물론 주변 사람들도 그걸 인식하지 못했죠. 그러다가 지난 2000년에 친구가 나를 보고 "너 우울증인 것 같다. 병원에 한번 가봐."라고 해준 덕분에 내 병을 알게 되었습니다.

아버지 나이 쉰 살이 넘었을 때, 어머니 나이 마흔한 살 때 나를 낳았습니다. 5남 6녀였으니까 언니, 오빠들이 많았어요. 집안형편도 넉넉지 않은데다 식구들까지 많았으니까 아무래도 대학을 안 갔으면 하는 분위기였죠. 하지만 나는 대학을 가고 싶었어요. 서울에 몇 번 왔다 갔다 하는 동안 서울에서 꿈을 키워보고자 하는 욕심도 있었고요. 하지만 내 꿈을 키울 만큼 이런저런 사정이 여유롭지 못했죠.

삼촌들이 툭하면 찾아와 행패를 부리는 게 무서웠어요

엄마가 '함바집' 같은 장사를 하셨는데, 늘 소란스럽고 술 먹고 싸우고 그런 게 정말 싫었어요. 어떤 때는 그 사람들 상대하려고 일부러 술 먹고 들어가기도 했어요. 친구를 만나도, 여자친구를 만나도 술집만 다녔죠. 사는 것도 막살았어요. 학교는 다녔지만 공부는 뒷전이었죠.

아버지가 늘 외국에 나가 계셨기 때문에 빈자리가 컸어요. 내가 메꿔야 되는 그 빈자리가 부담도 많이 되었고……. 아버지가 안 계셔서 그랬는지 삼촌들이 툭하면 술 먹고 들어와서 나를 괴롭했어요. 밤마다 찾아와서 행패를 부리고, 집안 살림을 부수고 그랬죠. 그때는 엄청난 공포였어요, 공포. 그때 생각이 아직도 생생해요.

엄마가 일찍 돌아가시고
의지할 데 없이 살아왔어요

엄마가 일찍 돌아가셨어요. 그렇게 엄마 없이 사회생활을 하다가 시집을 간 거죠. 시집가서도 생활이 어려웠어요. 애를 둘 낳고 살다가 너무 힘들어서 죽으려고 수면제를 한 30알 먹었는데 안 죽더라고요. 그렇게 살아나서는 애들 데리고 20년간 살았습니다. 본래 어릴 때부터 몸이 약해서 엄마가 챙겨주고 그랬는데, 애까지 키우면서 살려니까 너무 힘들더라고요. 도저히 안 되겠다 싶어서 12년 전에 이혼을 했어요.

친오빠한테 당한 성추행 때문에
수치스러웠어요

개인적인 이야기라 말하기가 좀 그렇지만, 어려서부터 친오빠한테 계속 성추행을 당했어요. 그런 얘기를 다른 사람한테는 할 수 없잖아요. 수치심도 들고, 창피하기도 하고, 다른 사람한테 알려지는 게 걱정되기도 하고…….

말을 못한 채 아예 그런 일이 없었던 것처럼 살았죠. 그렇게 참고 지내면서 되도록 오빠랑 둘만 있는 그런 상황을 피했지만 한집에 살다 보니까 아무리 내가 노력을 해도 어쩔 수 없는 상황이 자꾸 생기더라고요.

 지난 일들을 돌이켜 생각해보니까 그런 데서 오는 무력감 때문에 우울증이 온 것 같아요. 그런 상황을 피하지도 못하고, 누구의 도움도 받지 못한 채 무조건 참아야 되는 그런 상황들 때문에 우울증이 생기고 깊어지고 그런 거죠.

우울증이란 무엇입니까?

먼저 '우울한 기분'과 '우울증'을 구별하는 게 중요합니다. 사람의 기분은 늘 일정하지 않습니다. 상황에 따라서 기분이 올라가기도 하고 내려가기도 하는 게 정상입니다. 하지만 우울한 기분이 지나치게 심하고, 지속시간이 상당히 길어진다면 우울증이라고 얘기할 수 있습니다. 그러면 우울한 기분과 우울증은 어떤 기준으로 구별할 수 있을까요?

정신과 의사들은 우울증을 진단하는 몇 가지 기준을 정해두고 있습니다. 먼저 우울한 기분이나 쾌감, 어떤 감동도 없는 그런 증상 또는 신체적 증상들이 나타나는 경우입니다. 예를 들어 식욕이나 수면, 성적인 욕구의 변화 등입니다.

그 다음으로는 우울한 생각이 자살 충동 등의 행동으로 나타나는 경우입니다. 때로는 생각이 느려지거나 죄책감이 있다거나 하는 증상을 보이는 경우도 있습니다. 보통 아홉 가지 정도 카테고리 가운데 다섯 개 이상, 시간적으로는 2주일 이상 지속적일 때 그리고 우울한 기분으로 인해 정상적인 활동이 안 되는 경우 우울증으로 진단을 합니다. 예를 들어 학생이 학교 다니는 게 어렵고, 직장인이 직장 다니는 게 어렵고, 가정주부가 가정주부로서의 역할을 수행하는 데 장애가 온다면 정상 범주를 넘어서는 것이라 봅니다.

02 우울증이 생활에 미치는 영향

우울증이라는 진단을 받기 전까지 환자들은 우울증으로 인한 생활의 어려움을 많이 경험합니다. 특히 아이들을 키우는 데 많은 어려움을 겪습니다. 감정 조절이 잘 되지 않아 아이를 심하게 때리는 경우도 많습니다.

우울증에 걸린 부모는 아이 돌보는 일을 감당하지 못하고 힘들어하거나, 사소한 잘못에 짜증을 내고 지나치게 화를 내곤 해서 아이들까지 심리적 불안감 때문에 이상 행동을 나타내곤 합니다. 또한 우울증 환자는 일상생활조차 힘들고 버겁게 느껴지기 때문에 자살로 삶을 마감하려는 시도를 하기도 합니다.

평소 다른 사람과 교제하기를 즐기던 외향적인 사람도 우울감을 느끼기 시작하면 점차 사람들을 피하고 혼자 고립된 생활을 하는 경우가 많습니다. 또 신경이 예민해져서 짜증이 늘어나고, 쉽게 화를 내면서 다른 사람과 마찰을 빚거나 싸움이 잦아지기도 합니다. 고립 생활이 길게 이어지면서 평소 술을 먹지 않던 사람이 술을 먹기 시작하는 경우도 있습니다. 감정이 무디어져 멍해 보이기도 하고 때로는 지나치게 예민해져서 상황에 맞지 않게 불쑥 눈물을 흘리기도 합니다.

☐ 제정신을 잃고 아이를 마구 때렸다.

☐ 차라리 아이가 없었으면 좋겠다.

☐ 아이들에게 아무런 도움이 되지 못한 것이 원망스럽다.

☐ 아이에게 분리불안장애가 생겼다.

☐ 애들에게 화풀이를 해서 엄마를 무서워한다.

☐ 사람들 앞에서 입이 안 떨어진다.

☐ 혼자 있는 게 괴로워서 술을 마시기 시작했다.

☐ 아무것도 아닌 일에 화를 내면서 싸웠다.

☐ 괜한 일에 감정이 격해져서 울었다.

아이가 잘못되는 걸 보고 마음이 아팠어요

우리 아이가 어느 날 나한테 그러더군요. "엄마는 왜 맨날 나한테 화만 내?" 사실 예전에는 아이한테 화를 내거나 야단친 적이 없었죠. 그래서 아이가 그런 말을 할 때 마음이 아팠어요. 언젠가부터 아이가 자다가 울면서 잠을 깨기도 하고, 손톱을 물어뜯기 시작했거든요. 그렇게 뭔가 '애착'이 잘못 형성되기 시작하는 걸 보면서 정말 마음이 아팠어요.

조금만 말을 안 들어도 짜증이 나서 애들을 팼어요

언젠가 아이들한테 '죽어!' '죽어버리자!' 그랬어요. 그러고 얼마 안 돼서 애 아빠랑 크게 싸우고 집을 나왔어요. 그렇게 집을 나와서 1개월쯤 살다가 큰애를 봤는데 저를 피하더라고요. 기분이 아주 이상했어요. 그러고는 시어머니 집에 들어갔죠. 시어머니가 집을 내주고 다른 곳으로 가서 지내시기로 한 거예요.

그때 아이가 놀이 치료를 시작했는데, 아이가 그린 그림을 보면 '가족'이 없다는 거예요. 정말 충격이었죠. 그래도 밥 먹이고, 옷 입히고 다 했잖아요. 그게 엄만 줄 알았거든요. 그런데 아이 그림을 보고 나서 '아, 나는 엄마가 아니었구나.' 하는 생각이 들더라고요. 그러고는 내가 한 행동, 내가 한 말을 돌아봤죠. 그 당시에는 정말 눈이 뒤집힐 정도로 애들을 팼거든요. 자꾸 애 아빠한테 책임을 미루기는 좀 그렇지만 애 아빠도 싫고, 그 생활도 너무 싫어서 애들이 조금만 말을 안 들어도 팼죠. 그러다 아이 그림을 보고 알게 된 거예요. '아, 얘도 참 상처가 많구나. 나 때문에…….'

너무 힘들어서 아기마저 죽이려 했어요

잠도 못 자고, 먹지도 못하고 지내다가 친정엄마가 잠깐 외출을 한 틈에 아이를 죽여버리려고 한 적이 있어요. 신랑도 잘 모르는 일이에요. 애랑 나, 둘밖에 몰라요.

그날, 너무너무 힘들었어요. 친정엄마의 구박도 힘들었고, '이렇게 삶을 이어나가서 뭘 하겠나?' 그런 생각밖에 안 들었죠. 엄마는 늘 "나가서 친구들도 만나고 그래라." 하지만 전혀 의욕이 없었어요. 하고 싶은 것도 없고, 먹고 싶은 것도 없고, 아예 '뭔가를 어떻게 해야겠다.' 하는 생각조차 없었어요. 그냥 나를 내버려뒀으면 좋겠다 그 생각밖에 없었죠. 그런데 10일이 지나고 1개월이 지나니까 그런 생활도 너무 지치는 거예요.

'이렇게 살아서 뭘 하나?' 하는 생각이 극에 달해 있을 때 친정엄마가 잠깐 외출을 나갔어요. 그때 우리 딸이 1개월쯤 됐었나? 애기를 이렇게 엎었어요. 아직 애기가 목을 못 가누니까 목을 좌우로 흔들잖아요. 애기가 막 울 것 같아서 애기 뒤통수에다 커다란 베개를 얹었는데, 차마 누르지는 못하겠더라고요. 너무 무서워서. 그렇게 베개만 올려놓고 다른 방에 가서 문 닫고 30분 정도 엉엉 울었어요.

그러다가 문득 아무 소리도 안 들리는 게 이상해서 애기한테 가봤어요. 본래 애기가 살 운명이었는지 아니면 제가 그래도 양심이 있었던 건지 모르겠지만 베개를 들어보니까 얼굴이 벌게진 채 땀

범벅이 되어서 긴 숨을 토해내더라고요. 어쩌면 죽기 일보직전에 애기를 구한 것 같기도 하고 그래요.

요즘은 그때 우리 아가 얼굴을 사진으로 보곤 해요. 너무 예뻐요. 하지만 그때는 아가 얼굴을 제대로 본 적이 없었던 것 같아요. 너무 밉고 너무 힘들어서. 그러니까 우울증은 사람을 이렇게 좀, 제정신으로 살게 하지 않는 것 같아요.

순간적으로 화가 날 때마다 애들을 엄청 많이 때렸어요

큰아이가 학교에서 ADHD(Attention Deficit/Hyperactivity Disorder, 주의력결핍 행동장애) 판정을 받았어요. 담임선생님의 권유로 병원에 가서 진단을 받아보니까 ADHD가 맞다 그러더군요. 그런데 큰아이를 치료하면서 나도 한번 진단을 받아봐야겠다는 생각이 들더라고요. 예전에 우울증인 것 같다는 얘기를 들은 적이 있었거든요.

정신건강증진센터 선생님한테 전화를 드렸더니 "그런 것 같다."라면서 "정확하게 진단을 받아보자." 하시더라고요. 그래서 우리 아이가 다니는 병원에 가서 진단받고, 치료받고, 지금은 괜찮아졌어요. 한 3개월쯤 전에 선생님이 "이제 병원에 안 와도 된다."라고 해서 병원도 안 가고, 약도 안 먹은 지 몇 개월 됐어요. 지금까지는 별 증상이 없어요.

심각했을 때는 집안일을 할 의욕도 없어서 아이들한테 밥도 제대로 못해줬고, 빨래도 청소도 거의 안 했어요. 돈은 벌어야 되니까 할 수 없이 일은 나갔지만 집안은 엉망이었죠. 그나마 아이들이 굶지 않은 것은 시어머니 덕분이에요.

사실 시어머니는 집에서 음식을 해주는 것보다 사 먹이는 걸 좋아하세요. 치킨이나 피자, 햄버거, 라면처럼 아이들이 좋아하는 걸 사주시는 거죠. 삼겹살도 자주 사주고. 그래서 내가 시어머니를 말렸어요. 우리 아이들이 둘 다 아토피가 있는데, 그런 걸 먹으면 금방 벌겋게 고름이 생기고 그랬거든요. 그런데 나중에는 그것도 그냥 내버려두게 되는 거예요. 나 역시 제대로 씻는 것도 귀찮고 먹는 것도 귀찮아서 일도 억지로 다녔죠.

우울증 말고 다른 데는 특별히 아픈 데가 없으니까 파출부 일을 많이 했어요. 그때 무리를 해서 그런지 디스크하고 관절염이 온 것 같아요.

어쨌든 내가 얼마나 심각했는지 동네 엄마들이 아이들 좀 챙기라고 야단이었어요. 그런데도 전 내가 얼마나 심각한지 몰랐죠. 그게 우울증하고 관련이 있는지도 몰랐고. 나중에 치료받고 상담을 하면서 그게 우울증하고 연관이 있다는 얘기를 들었어요.

그때는 순간적으로 화가 나면 아이들을 엄청 많이 때렸어요, 특히 큰아이를. 내가 친정엄마한테 맞았듯이 아이를 때린 거죠. 그렇게 큰아이를 때리듯이 작은아이도 때리고, 나중에는 셋째까지 때렸어요. 내가 너무 지치고 힘들 때마다 아이들한테 그게 다 쏟아졌던 건데, 그때는 전혀 의식을 못했어요.

내가 안정을 찾아갈 즈음 아이에게 문제가 생겼어요

내가 부처님이나 예수님이 아니다 보니까 화가 나고 몸이 부대끼고 힘들 때는 애한테 소리를 지르기도 하고, 아이 앞에서 엉엉 울기도 하고 그랬어요. 그런데 우리 큰아이가 좀 예민한 편이다 보니까 나중에 시간이 지나서 내가 안정을 찾아갈 무렵부터 살짝살짝 문제가 보이기 시작하더라고요. 그래서 요즘은 큰아이하고 같이 상담 치료를 받고 있어요.

아이들에게 아무런 도움이 되지 못해 원망스러워요

내 우울증이 아이들한테 안 좋은 영향을 끼친다고 생각을 해요. 내가 눈물을 주르륵 흘리고 있으면 아이들이 와서 나를 위로하는 게 아니라 "엄마, 약 챙겨 먹었어?" "엄마 약 먹을 시간 놓친 거지?" 이렇게 말해요. 또 술을 먹고 있으면 "엄마 또 술 먹는다. 엄마 또 미쳤나 보다." 이래요. 그런 소리를 들으면 스스로 이겨내지 못하고 그러고 있는 내 자신이 정말 밉고, 아이들에게 아무런 도움이 되지 않는 것 같아서 원망스러워요.

아이에게 분리불안장애가 생겼어요

우리 딸아이의 분리불안장애는 여섯 살 때부터 시작된 것 같아요.

엄마가 열이 나고 아프고 하니까 아이도 덩달아 스트레스가 쌓였던가 봐요. 게다가 엄마는 자기가 잘 때 나가고, 잘 때 들어오고 하니까 얼굴을 못 보잖아요. 엄마하고 놀 시간도 없고. 내가 입원을 했다가 2주 만에 퇴원했는데, 그동안 아이를 다른 사람한테 맡겨 놨다가 데리고 왔죠. 그렇게 떨어져서 생활을 했더니 아이가 또 불안해졌던 것 같아요. 나흘째 되던 날인데, 아이가 잠을 못 잤나 봐요. 아래위 잇몸이 다 솟아오르고 이가 아파서 뭘 먹지를 못하겠다 그러더라고요. 그래서 잠도 못 잤다고.

"엄마 나 잠 안 잤어." 그래서 "엄마는 잤는데 왜 안 잤어?" 하니까 "엄마 잠이 안 와. 무서워, 무서워." 하더라고요. 그래서 하루는 '도저히 안 되겠다. 내가 잠을 자지 말아야 되겠다.' 하고 잠을 안 자고 지켰죠. 보니까 아이가 새벽 3시까지 잠을 안 자더라고요. 아니 못 자는 거예요. 피곤해서 자고는 싶은데 못 자는 거예요. 그래서 "자. 엄마 여기 있으니까 괜찮아. 자." 하면서 억지로 아이를 뉘었어요. 그렇게 반시간쯤 잤나? 아이가 갑자기 화닥닥 뛰어 일어나더니 큰방, 작은방, 화장실 문까지 열어놓고 불을 다 켜는 거예요.

"딸! 왜 이래? 엄마 여기 있잖아. 딸, 왜 이래?" 하고 억지로 끌어 눕히려고 하는데, 아이가 얼마나 힘이 센지 다 뿌리치고 사방을 헤매더라고요. 억지로 끌어다가 재워놓고 막 울었어요. 아이가 그렇게 황당한 짓을 하는 걸 보니까 눈물밖에 안 나더라고요.

나중에 병원에 가니까 소아과 선생님이 "어머니, 놀이 치료 들어가야 돼요." 하시더군요. 아이가 분리불안장애라고……. 내 몸 아픈 것 때문에 집안에 이렇게 큰 풍파가 일어나더라고요.

애들에게 화풀이를 해서 엄마를 무서워해요

갑자기 애들한테 화를 내고 그랬어요. 그러면 우리 큰애가 "엄마 왜 그래?" 하면서 깜짝 놀라곤 했죠. 내가 순간적으로 화를 내고 그러니까 엄마하고도 자주 싸웠어요. 그리고 그걸 화풀이할 데가 없으니까 큰애한테 풀곤 한 거죠. 그렇게 애한테 성질을 부리면 "엄마 왜 그래? 엄마 무서워." 그래요. "엄마가 뭐가 무서워? 그냥 하는 말이지." 그렇게 얘기해줬지만 큰애는 계속 무섭다고 그러더라고요.

사람들이 자살을 택하는 심정을 절실히 깨달았어요

그때는 정말로 죽을 것 같더라고요. 내 스스로가 무서웠어요. 사람들이 자살도 하고 살인도 하는 그 심정을 절실히 깨달았어요. 나만 죽으면 끝난다는 생각이 들었던 거죠. 그런데 칼을 꺼내서 내 몸을 찌르려는 순간 정신이 번쩍 들더라고요. '내가 이러면 안 되지!' 하면서 칼을 넣고 보니까 새벽 3시쯤이었어요. 당시 우리 집이 3층이었는데, 신발도 안 신고 막 뛰어 내려왔어요. 사실은 신발을 안 신은 줄도 몰랐죠. 그러니까 미친 사람들도 이해가 가고, 자살하는 사람 심정도 충분히 이해가 되더라고요.

남편이 죽었을 때 화장을 해서 강에 뿌렸어요. 그리고 불쌍해서 절에다 위패를 모셨죠. 내가 본래 무서움을 엄청 타는데, 그날은 무섭지도 않은지 그 새벽에 절 쪽으로 내처 걸었어요. 신발도 안 신은 채 두어 시간은 걸었나 봐요. 그러니까 조금 괜찮더라고요.

아들한테 얘기했더니 막 뭐라 그러더군요. 정신 차리고 오라고. 사실 아들이 아무리 잘해도 나쁜 남편이 낫잖아요. 자식들 하나도 소용없어요. 내가 그렇게 하고 다니는 게 창피하니까 못하게 하는 것뿐이에요. 그래서 아무 소리 안 하고 씻고 누워서 자는 척했죠.

그 짓을 한 번 더 했어요. 과도로 찌르기도 했고. 집이 3층이니까 떨어져 죽으면 되겠다 그런 생각을 하다가 정신이 바짝 들어가지고 무서워서 얼른 집으로 들어와버린 적도 있어요. 내가 빨리 죽을 팔자는 아닌가 봐요.

아무리 웃기는 이야기를 해도 웃는 표정조차 안 돼요

내가 본래는 이렇게 얘기하는 것도 좋아하고 사람들하고 교제하는 것도 좋아하거든요. 근데 우울증을 심하게 앓을 때는 교회에 와도 입이 안 떨어져요. 사람들이 아무리 웃기는 이야기를 해도 웃는 표정조차 안 돼요. 심지어 고개도 못 들어요. 항상 이렇게 고개를 숙이고 있는 거죠. 그러니까 주위 사람들도 보면 딱 알아요. 원래 명랑하던 사람이 그러니까. 좋아졌다가도 약을 떼면 다시 우울해져요. 내가 헬스를 하러 다니는데, 운동 하나 해놓고 이렇게 넋 놓고 있고, 또 다른 운동 한 가지 하고 또 그러고 있고……. 하여튼 그렇게 됐어요.

슬픔이 몰려오는데, 주체할 수가 없어서 엉엉 울었어요.

우울증을 앓는 동안에는 사람들을 안 만났어요. 그럴 때 나가서 사람들을 만나면 좀 나아지지 않을까 하는 사람들도 있지만, 안 만나져요. 그래서 우울증 환자들이 혼자 속으로 앓다가 자살도 하고 그런다잖아요. 우리 애 아빠도 집에 오면 바람 쐬러 가자 뭐 사먹으러 가자 그래요. 본래 남편이랑 나가는 걸 좋아했거든요. 외식도 좋아하고. 하지만 운동하러 갈래? 산책할까? 영화 보러 갈래? 그래도 계속 고개만 저었어요.

어떤 때는 볼일이 있어서 나왔다가 집에 들어가면 슬픔이 확 몰려오는데, 어떻게 주체할 수가 없어서 엉엉 울었어요. 아무런 이유도 없이 슬픈 거예요. 가슴이 막 무너져 내리는 것처럼. 누군가 나한테 우울증일 때 어떤 상태가 되는지 표현해보라 그래서 "뇌가 늪에 빠진 것 같다."라고 그랬어요. 진짜 뇌가 늪에 빠진 것처럼 어떻게 할 수가 없어요. 그런 상황을 8개월 정도 겪었고, 상태가 좀 좋아지면서 1년 정도 약을 더 먹었던 것 같아요.

혼자 있는 게 괴로워서
술을 마시기 시작했어요

혼자 조용히 살았죠. 그렇게 살면서 돈도 못 벌었어요. 내가 벌어서 내가 쓰는 거지만 월세도 내야 되고, 나가는 게 많더라고요. 혼자 있는 게 괴롭고 그래서 가끔 술을 마셨어요. 너무 힘들어서. 여자 혼자 술을 마시니까 정말 말이 아니죠.

대인기피증이 생겼어요.
옆에 누가 있는 게 싫어요

내가 예민해지면 친구나 주위 사람들이 좀 불편할 것 같아서 혼자 공원에 멍하니 앉아있곤 했어요. 방에 들어앉아 있는 건 너무 추레하잖아요. 그러다 시간 되면 들어가고 그랬죠. 그런데 이제는 대인기피증이 생겼어요. 옆에 누가 있는 게 싫어요. 때려죽이고 싶어요. 차라리 나 혼자 공원에 앉아서 잡지책이나 신문 같은 걸 보는 게 낫죠. 막 불안해요. 또 무슨 말이 나올까 봐.

아무것도 아닌 일에
화를 내면서 싸웠어요

내가 원래 어디 가서 싸움 같은 걸 해본 적이 없어요. 특히 생판 모르는 사람들하고는. 친구들끼리 말다툼을 하거나 그런 건 있었지만 술을 먹어도 주사 같은 게 별로 없었거든요. 그런데 작년에는 새해 초부터 술집에서 모르는 사람을 때리고 싸웠어요. 그때 필름'이 끊어졌어요. 내가 많이 날카로워져 있었던 거죠. 별것 아닌 일일 수도 있었는데 말예요.

  술집 화장실에 가서 문을 두드렸는데, 어떤 젊은 여자가 막 짜증을 내는 거예요. 그 전에도 누가 문을 몇 번 두드렸었나 봐요. 그런데 나한테 반말을 하길래 "너 지금 뭐라 그랬니?" 그랬죠. 딱 봐도 어린애였거든요. 그랬더니 "뭐야?" 이러는 거예요. 아래위로 나를 훑으면서. 평소 같으면 안 그랬을 텐데, 그날은 나도 모르게 막 광분해서 먼저 때렸어요.

사소한 일에 감정이 격해져서 울기 시작했어요

주민센터에서 사무직 일을 시작했는데, 그것도 나한테는 많이 힘들었던 것 같아요. 주민센터에 앉아서 사람들이랑 얘기를 나누다가 갑자기 감정이 격해져서 울고 그랬어요. 감정 조절이 안 되는 거예요. 예를 들어 내가 어떤 할머니를 도와드렸는데, 그 할머니가 "아우, 내 친자식보다 더 친절하네." 그러시더라고요. 그런데 그 얘기를 듣고 한 30분은 울었어요. 그래서 '아, 내가 병이 깊구나!' 하는 생각이 든 거예요. 애기가 "엄마! 나는 엄마가 세상에서 좋아!" 하는 그 말만 들어도 눈물이 뚝뚝 떨어져요. 정말 병이 너무 너무 심해졌던 거죠.

우울증의 초기 증상에는 어떤 것이 있습니까?

다른 정신질환은 초기에 비특이적인 증상들이 나타났다가 점차 특징적인 증상이 나타나는 경우가 많습니다. 예를 들어 조울증이나 정신분열병(조현병) 등의 질환이 그렇습니다.

반면에 우울증은 초기 증상과 다른 특징적인 것들이 별로 없습니다. 다만 여러 가지 증상 가운데 초기에는 한두 개만 나타나거나 또는 그 정도가 심하지 않게 나타나다가 점점 더 심해지면서 증상의 영역이 넓어지고 그 정도도 점점 심해집니다.

초기 증상에서 특히 강조하고 싶은 것은 연령별로 조금씩 차이가 날 수 있다는 점입니다.

예를 들어 중장년층의 경우는 우울한 기분 또는 작업의 능률이 안 오르거나 집중이 안 되는 증상, 불면과 같은 형태로 나타나기도 합니다. 하지만 청소년은 우울한 기분과 그로 인한 수면의 변화보다는 짜증을 내거나 화를 내고, 공격적인 행동을 나타내거나 비행을 저지르는 모습으로 나타납니다. 또는 집중력이 떨어지면서 학교 성적이 덩달아 떨어지는 등의 모습으로 나타나기도 합니다.

노년층의 경우에는 신체적 증상을 호소하는 경우가 많습니다. 하지만 어디가 아파서 검사를 해도 "이상이 없다. 신경성이다." 이런 식의 얘기를 많이 듣게 됩니다. 이런 일들이 상당 기간 지속되면서 우울한 기분과 함께 식욕 저하, 수면 장애 등의 증상이 나타나면 우울증으로 진단을 내리게 됩니다.

03 우울증이 나타나는 결정적인 계기

우울증은 결정적 사건이나 계기 때문에 앓기 시작하는 경우가 많습니다. 특히 자녀나 배우자와의 사별은 큰 충격과 동시에 우울증 발병의 결정적 계기가 되곤 합니다. 도박이나 사기 등으로 인한 경제적 어려움이 계기가 되기도 하고, 때로는 경제적 어려움보다 믿었던 사람으로부터의 배신이 우울증 발병의 결정적 계기가 되는 경우도 있습니다.

큰 질병으로 인한 수술, 출산과 산후우울증, 뜻하지 않았던 실패와 좌절, 외모에 대한 콤플렉스 등이 발병의 계기가 된 경우도 있습니다. 또 불행한 결혼생활을 힘겹게 유지하면서 쌓인 화와 스트레스 등이 원인이 되어 우울증이 발병하기도 합니다.

☐ 혼자 힘으로 애써 키운 자식이 갑자기 죽었다.

☐ 남편이 죽은 후 못해준 것만 생각나서 힘들었다.

☐ 믿었던 사람에게 사기를 당했다.

☐ 노조위원장으로서 끝이 안 보이는 싸움을 계속하다 실패했다.

☐ 아이 출산과 동시에 산후우울증이 왔다.

☐ 항암 치료를 받던 중 갑작스런 두려움과 불안감이 엄습해왔다.

☐ 아이들이 키가 작다고 놀린 게 큰 영향을 미쳤다.

☐ 애들 때문에 힘든 결혼생활을 참고 살아왔다.

☐ 남편의 외도와 알코올 중독 때문에 죽을 것만 같았다.

☐ 잔인한 시어머니와 시누이, 마마보이 남편 때문에 화가 났다.

혼자 애써서 키운 자식이 갑자기 죽었어요

우리 애가 일본에 갔다가 갑자기 사망을 하는 바람에 우울증이 생겼어요. 집사람이 1988년에 애를 내버리고 집을 나간 뒤 내가 혼자 애를 키웠는데, 그 녀석이 일본에 가서 죽어버린 거예요. 혼자 사는 게 너무 막막하고, 살고 싶은 생각도 없고 그래서 두 번이나 한강에 가서 자살을 하려고 했죠.

2010년에 보건소 정신건강증진센터를 통해 우울증을 치료하고, 약을 먹고 있어요. 덕분에 우울증은 많이 좋아진 것 같아요. 그래서 선생님한테 "이제 약을 그만 먹어도 될까요?" 하고 물었더니 "아직은 계속 먹어야 된다."고 그러시네요. 어쨌든 혼자 사는 게 참 답답해요.

원래 우울증이 좀 있었는데 자살한 남편 때문에 심해졌어요

원래 내가 우울증이 좀 있었어요. 산후우울증을 겪은 적도 있고, 어렸을 때도 부모님이 나를 힘들게 하면서 우울증을 많이 겪었죠. 하지만 자살까지 생각할 정도로 심한 우울증을 겪게 된 것은 작년 5월 7일 남편이 목을 매서 자살하고, 그 시신을 확인한 뒤부터였어요. 남편이 없는 세상, 더 이상 살기 싫다는 그런 상실감을 느끼면서 심한 우울증을 겪게 된 거죠.

남편이 잠도 못 자고, 밥도 제대로 못 먹고 그러기에 신경정신과에 가보라고 몇 번이나 권유했지만 남편은 자존심과 관련된 문제라고 하면서 거절을 했어요. 그날 아침, 아무렇지도 않은 모습으로 출근을 하면서 내 얼굴까지 만져주고 나갔어요. 그런데 힘든 상황을 이겨내지 못하는 약한 모습을 보니까 너무 화가 나서 내 얼굴을 만지는 그 손을 때렸죠. 그런데 그날 그만 죽어버린 거예요.

집에 있는데 회사에서 연락이 왔어요. 빨리 와보라고. 무슨 일이냐고 물었죠. 안 그래도 남편이 연락이 안 되는데 도대체 무슨 일이냐고. 아무도 얘기를 안 해주고 그냥 빨리 오라고만 하더군요.

무슨 확인을 해야 된다고. 그 순간 남편한테 무슨 일이 생겼다는 걸 느꼈죠.

그래서 내가 다시 전화를 해서 물어봤어요. 사망을 했느냐, 사망을 했다면 목을 매서 자살을 했느냐고. 그랬더니 "네." 하고 대답을 하더라고요. 순간 다리에 힘이 쫙 풀렸죠. 시신을 확인하러 가야 되는데, 빨리 갈 수가 없었어요.

남편 사업장은 양주였고 내가 살고 있는 곳은 남양주였기 때문에 시간이 많이 걸렸어요. 겨우겨우 밤 11시쯤 도착해서 보니까 하얀 보자기에 덮인 사람이 누워있더라고요. 그때까지만 해도 '제발 우리 남편이 아니기를, 저 사람이 내가 아는 사람이 아니기를…….' 하고 바랐죠.

경찰이 시신을 확인하겠느냐고 물어보고 나서 하얀 보자기를 펼치는데, 그 안에 한 번도 보지 못했던 남편의 죽은 모습이, 너무나 오래 매달려 있어서 색깔까지 변한 그런 모습이 누워있더라고요. 그 순간부터 내 우울증이 심해진 것 같아요.

남편을 살리지 못한 죄책감에 정말 힘들었어요

남편이 죽은 지 15개월 됐네요. 본래 몸이 좀 안 좋았는데, 사망 원인은 심근경색이었던 것 같아요.

남편이 저녁식사를 맛있게 하고 상을 내다주면서 "아유, 마누라 잘 먹었소." 그렇게 엉덩이를 툭툭 두들겨주더라고요. 그날 병원에서 약을 타다 먹었죠. 나는 설거지를 하고, 남편은 8시 텔레비전 뉴스를 보고 있었어요. 그런데 기침소리가 두어 번 나더니 세 번째 기침 소리가 평소와 많이 다르더라고요. 장갑을 벗고 쫓아가보니까 몸이 마비가 되는 것 같았어요. 내 나름대로 응급조치를 하면서 보니까 베개를 베고 있는 남편이 하얗게 돼 있더라고요. 그렇게 인공호흡을 하면서 119에 전화를 걸었죠.

그런데 알고 보니까 그럴 때는 베개를 빼버려야 된다고 하더라고요. 지금도 그 베개만 보면 '그때 베개만 뽑았어도 안 죽었을 텐데.' 하면서 눈물이 나요.

나는 그때까지 사람이 죽는 모습을 한 번도 못 봤어요. 시부모님, 친정부모님 돌아가실 때도 무서워서 못 봤죠.

119 구급차를 타고 대학병원에 갔어요. 이미 집에서 죽은 상태였지만, 살려달라고 빌었죠. 반신불수가 되어도 좋고, 식물인간이 돼도 좋으니 살려만 달라고 아들하고 같이 빌었어요. 그날은 정말 뭘 해야 할지 모르겠더라고요. 언니가 "밥을 먹어야 산다."라고 자꾸 권해서 밥을 먹었어요. 뭣도 모르고 그런 거죠. 그러고는 삼오제 지낼 때까지 하루 한 끼씩 먹었어요.

날이 가면 잊혀져야 되는데, 그게 잘 안 되더라고요. 지금은 좀 나아진 것 같긴 하지만 날이 갈수록 남편한테 잘해준 건 하나도 생각이 안 나고 못해준 것만 생각이 나는 거예요. 그러면서 우울증이 온 것 같아요. 평소에 애들 데리고 놀러 한번 가자고 해도 남편은 잘 안 가려고 했거든요. 그럴 때마다 농담 반 진담 반으로

"장사도 못하면서……." 그렇게 투덜댔죠. 자꾸 그런 것만 생각나더라고요.

겨우 버텨왔던 삶이
사기를 당해 와르르 무너졌어요

남편 회사가 어려워지면서 급여가 계속 밀리니까 생활비가 없었어요. 내가 본래 통역 일을 하다가 쉬고 있었는데, 할 수 없이 다시 일을 알아보러 다니기 시작했죠. 애들 키우면서 일을 하려니까 굉장히 힘들었어요. 그런데 경제적인 돌파구라고나 할까, 차를 정리하려고 하는데, 그만 사기를 당하고 말았어요. '차를 팔면 몇 달 생활비는 되겠구나.' 했는데, 믿었던 사람한테 배신을 당한 거죠. 사기를 당한 게 큰 일인지 작은 일인지는 모르겠지만, 어쨌든 그것 때문에 그때까지 버텨왔던 모든 게 와르르 무너지는 느낌이었어요.

사기를 당한 충격과 배신감 때문에
죽고 싶었습니다

나는 오랫동안 학원 선생님을 했어요. 학교는 아니지만 '선생님'이라는 게 나한테는 큰 자존심이었죠. 가난해도 바르게 살면서 지켜온 명예가 이 세상에서 제일 중요하다고 생각했어요.

 대부분 월세로 집을 얻어 학원을 열었는데, 좀 잘 될 만하면 주인이 나가라 그러더라고요. 그래서 아무한테도 쫓겨나지 않는 내

집, 세를 든 사람을 쫓아내지 않는 내 건물을 갖고 싶어서 열심히 일을 했죠. 그렇게 제법 돈을 벌었어요. 그런데 어느 날 내가 가르치던 아이의 학부형에게 사기를 당해서 5억 원을 날려버렸어요. '학부형이니까 괜찮겠지.' 하고 철석같이 믿었던 내가 바보였죠. 힘들여 번 재산을 통째로 빼앗긴 그때의 배신감과 충격은 뭐라고 할 수가 없어요. 그러면서도 아무것도 할 수 없었던 그때, 정말로 죽고 싶었죠.

끝이 안 보이는 투쟁을 계속하다 결국 실패했어요

나는 병원 간호사예요. 노조 일을 하다가 나중에는 위원장까지 됐죠. 당시 병원에서 우리를 참 많이 괴롭혔어요. 비노조원하고 노조원을 차별하고 감시하고 그런 것 때문에 열 명 정도가 집단으로 우울증에 걸렸죠. 산재도 인정을 받았고요. 그래도 병원에서는 계속 우리를 괴롭히는 거예요. 정말 끝이 안 보이더라고요. 병원 측에서도 좀 양보를 해야 우리도 뭔가 타협을 하고 그럴 텐데 그런 게 전혀 없었죠.

내가 그 병원에서 13년을 근무했는데 노조 활동을 한 게 12년이에요. 그러니까 거의 12년 동안 끝이 안 보이는 싸움을 계속한 셈이네요.

내가 자랄 때는 우리 엄마가 모든 걸 다 해주었어요. 그래서 내 손으로 할 줄 아는 게 별로 없었어요. 대학교를 선택하는 것도 엄마가 했고, 병원 취업도 거의 엄마가 해준 거나 마찬가지예요. 그래서 노조 일을 하는 게 더 신이 났던 것 같아요. 내 스스로 뭔가 선택해서 할 수 있다는 게 좋았던 거죠. 그런데 그 싸움이 결국 실패로 끝나게 되니까 실망감이랄까 그런 게 컸던 것 같아요.

출산 후 아이를 혼자 돌봐야 한다는 생각에 너무 막막했어요

아이 낳고 산후조리원에 있다가 집에 와서부터 우울증이 시작된 것 같아요. 산후조리원에 있을 때는 알아서 아이를 케어해주니까 내가 힘든 일이 없었죠. 2주 정도 있다가 집에 왔는데, 그때부터는 내가 혼자 아이를 돌봐야 되는 거잖아요. 그 막막함이 너무 힘들었어요.

우유 타는 것도 생각대로 안 되더라고요. 사람이 멍해져서 용량을 어떻게 해야 되는지 도무지 모르겠는 거예요. 친구들한테 물어봐도 뭐가 뭔지 잘 모르겠고……. 분유 케이스에 있는 눈금을 보면서 타는데, 조금만 틀려도 막 불안한 거예요. 적당한 물 온도도 모르겠고. 나는 기억이 잘 안 나지만 친구들 얘기 들어보니까 사람이 넋이 나간 것처럼 말을 못 알아듣더래요.

항암 치료를 받던 중 갑작스런 두려움이 엄습해왔어요

2010년 1월 14일에 유방암 수술을 했어요. 3차까지 항암 치료를 하고 나서 자연식을 먹으면서 항암 치료를 해준다는 민간기관을 찾아갔어요. 사실 유방암 2기라는 진단을 처음 받았을 때는 아무런 두려움이나 공포가 없었어요. 요즘은 워낙 의학이 발달돼 있으니까 수술하고 항암 치료를 하면 얼마든지 낫는다, 그렇게 생각했죠.

그런데 자연 치유를 해준다는 그곳에 갔더니 나와 같은 2기 진단을 받았다가 몇 년 뒤에 재발을 해서 온 사람이 많더라고요. 게다가 다른 기관으로 전이된 사람도 많고, 말기 암 환자도 많고……. 거기서 심적으로 엄청난 충격을 받은 것 같아요. 그곳에서 잠을 자는데 갑자기 심장이 멎을 것 같은 고통이 오면서 어떻게 할 줄을 모르겠더라고요. 다행히 그날은 방언 기도하면서 마음을 추스르고 잘 잤어요.

그런데 며칠 그곳에 있는 동안 굉장히 마음이 무겁고 불안한 상태가 되는 거예요. 그러고는 집에 돌아와서 4차 항암 치료를 했어요. 사실 1차, 2차까지는 괜찮았는데 3차부터 조금 힘들더니 4차는 정말 힘들었어요. 잘 먹지도 못하고 잠도 못 자는 상황에서 심장이 막 뛰면서 말할 수 없는 공포, 두려움이 막 몰려오는 거예요. 어떻게 할 수가 없더라고요.

남편이 간호를 해주고 있었는데, 머리를 싸쥐고 방안을 뱅뱅 돌면서 막 소리를 쳤어요.

"나 어떻게 하면 좋아? 이러다가 나 미치는 거 아냐?"

일단은 심장이 너무 뛰니까 내가 다니던 대학병원 응급실로 갔어요. 그런데 심장을 검사해봐도 아무 이상이 없다는 거예요. 그러더니 정신과에서 레지던트 같은 사람이 내려와서 상담을 해보자 그러더군요. 내 이야기를 한참 들어보더니 "우울증인 것 같다."라고 그랬죠.

키가 작다고 아이들이 놀렸어요

내 우울증은 키와 관련된 거예요. 제일 처음 그런 걸 느낀 건 고등학교 2학년 때였어요. 신체검사를 하는 날이었죠. 키를 쟀는데 남자아이들 몇 명이 내 키를 보고 놀려대더라고요. 그 전까지는 키에 대해 별로 의식을 안 하고 살았는데, 그날 이후 조금씩 의식을 하기 시작한 거죠. 그때가 아마 2009년 6월이었을 거예요. 여름방학 시작하기 전이었어요.

여름방학 시작하고 나서 나같이 작은 사람들에 대한 이야기를 인터넷에서 많이 찾아봤어요. 그런데 대부분 절망적인 내용들이더라고요. 그래서 '앞으로 세상 살아가기 힘들겠구나.' 하는 생각을 했어요. 어떻게 보면 그게 우울증의 발단이었다고 볼 수 있을 것 같아요.

구박과 폭력을 참고 살아온 결혼생활에 너무 지쳤어요

나는 의붓아버지 밑에서 컸어요. 그런데 나이가 드니까 집에 있기가 불편하더라고요. 그래서 직장을 다니기 시작했죠. 거기서 남편을 만났어요.

사실 남편하고 사귀거나 연애를 한 게 아니라 강제로 성폭행을 당한 거예요. 나를 막 두드려 패고 옷을 찢고 그랬는데 덜컥 임신을 했어요. 혼외 임신이죠. 그때 그런 생각이 들더라고요. '저 사람이 얼마나 나를 좋아하면 그랬을까?' 그래서 결혼을 했죠.

시어머니, 시아버지는 돌아가신 뒤라 시누이 집에 들어가서 살았어요. 시누이는 우리가 살던 지역의 유지였는데, 내가 시집을 가니까 집에서 일하던 사람을 내보내고 나더러 그 일을 대신하래요. 그러면서 버스 영업소 일도 같이 하라는 거죠. 영업소도 시누이 것이었거든요. 그러니까 시누이의 영업소에서 일하다가 남편하고 눈이 맞은 셈이에요.

그런데 시누이가 저를 받아들여주질 않았어요. 우리 친정이 살림도 시원찮으니까 결혼을 시켜줄 수 없다는 거죠. 그리고 뱃속에 있는 애기를 유산시키라고 강요하면서 남편한테 "그래도 좀 살림살이가 나은 집을 골라서 장가를 보내주겠다."라고 얘기하는 거예요.

어차피 저질러진 일이라 어쩔 수 없이 같이 살았는데, 애를 낳은 뒤에도 남편은 툭하면 멱살을 잡거나 때리고 그랬어요. 가끔은 수건 같은 걸로도 때리고……. 머리채를 잡기도 하고.

그래도 친정엄마가 알면 속상할까 봐 참고 살았어요. '애들 때문에라도 살아야 하겠다.' 하고 죽어지낸 거죠. 그러다 둘째를 임신

했는데 또 시누이가 유산을 하라고 그러더라고요. "왜 유산을 하라고 하세요?" 그러니까 "악한 나무에는 악한 열매만 열린다." 하는 식으로 얘기하는 거예요.

그때 태몽을 꿨는데, 친정엄마한테 태몽을 얘기하니까 "애기 지우지 마라, 응? 태몽을 꿀 정도라면 분명히 소중한 목숨인데 왜 유산을 시키느냐? 하지 마라!" 그러시더라고요. 하여튼 요리조리 시누이의 강요를 피해 둘째를 낳았죠.

둘째를 낳고 나니까 또 구박이 심해지더라고요. 친정에 가서 애를 낳고 1주일 만에 왔더니 쌀도 안 사주고 연탄도 안 사주고 그러는 거예요. 그때 우울증이 왔어요. 증상이 어땠냐면 밤에 자다가도 속이 확 뒤집히면서 크게 소리를 지르면서 울고 싶어지는 거죠. 그래도 그걸 참았어요. 새벽 2시, 3시에 일어나서 이불도 빨고, 애들 옷도 빨면서 견딘 거예요.

그때도 툭하면 남편이 손찌검을 하는데, 하소연할 데가 없었어요. 오직 나 혼자 견뎌야 되니까 엄청 힘이 들더라고요. 그때는 우울증이 아니라 그런 걸 참는 아픔에서 오는 폭발인 줄로만 알았죠.

도저히 안 되겠다 싶어서 엄마한테 얘기를 했어요. 막 미칠 것 같다고. 그랬더니 한약을 지어 주시더라고요. 다행히 그러고는 조금 잠잠해졌죠.

내가 의붓아버지 밑에서 자랐기 때문에 아이들만큼은 제대로 키워보고 싶었어요. 그래서 도망을 가고 싶어도 참고 살았죠.

남편이 바람이 나서
아이와 나를 버렸어요

남편이 한동안 집에 안 들어오고 있을 때, 아이가 수족구라는 병에 걸려서 잠도 못 자고 굉장히 많이 아팠어요. 열이 너무 많이 나서 어린이집에도 못 가고, 봐줄 사람도 없어서 여동생 집에 하루, 친정에 하루 이런 식으로 아이를 데리고 전전했어요.

그러다가 아이가 아파 죽겠다는데 아이 아빠는 무슨 짓을 하고 다니나 싶어서 문자를 보냈더니 글쎄 내 여자 후배가 답을 보낸 거예요. "언니 이 시간에 문자는 왜 하는 거예요!" 예전에 우리 극단의 단원으로 있던 후배였죠. 설마 했던 일이 현실로 나타난 거예요.

여러 가지 정황이 있기는 했어요. 같은 동네 엄마들이 '어떤 여자랑 빨대 한 개로 주스를 함께 마시더라.' 또는 '어떤 여자랑 같이 차를 타고 가더라.' 하는 얘기들을 전해줬거든요.

사실은 아이 돌 지나고부터 남편이 집에 오질 않았어요. 돌잔치까지 잘 해놓고 나가서 안 들어온 거죠. 그때는 화가 나서 매일 술을 마셨어요. 그러다가 아이 생각을 해서 술은 끊었지만 잠을 한동안 못 잤어요.

후배가 보낸 답을 보고 '그 애랑 함께 살고 있구나.' 하는 생각이 들더라고요. '바람이 나서 아이와 나를 버렸구나.' 생각하니까 정말 배신감이 컸죠.

남편이 무시하고 폭언을 퍼부을 때마다 자존심이 상했어요

남편이 툭하면 그래요. "옆에 사람 피 빨아먹지 마라." 한마디를 해도 그렇게 독하게 해요. "네 엄마한테 가도 너는 짐밖에 안 된다. 차라리 죽는 게 낫지."

내가 그런 소리를 들을 만한 짓을 했나 하는 생각을 하니까 맨날 우울한 것 같아요.

"네가 한 게 뭐 있나? 살림? 살림이라도 제대로 했나?" 이렇게 말하면 '진짜 내가 한 게 뭐 있지?' 그렇게 생각하게 되거든요. "정신 좀 차려라. TV에 나온 저 사람 한번 봐라. 예순 먹은 사람도 저렇게 산다. 그런데 너는 왜 이렇게 사니?" 그런 얘길 들을 때마다 우울하고 슬퍼요.

남편의 외도와 알코올 중독 때문에 죽을 것 같았어요

남편이 부도를 맞았는데, 사실 경제적인 것은 문제가 아니었어요. 리어카를 밀더라도 살아낼 수 있어요. 그런데 여자 문제도 있고……. 사람이 싫어지는 건 어쩔 수가 없어요.

당시 우리가 5층에 살았는데 남편이 술에 취해서 들어오는 날은 아래층에서부터 걸어오는 발소리가 정확하게 느껴져요. '아, 지금 1층이다. 2층까지 올라왔다. 3층이다. 4층이다. 조금 있으면 문을 열 텐데, 어떻게 대처해야 되나?' 그때부터 가슴이 뛰기 시작하고,

죽을 것 같은 그런 생각이 들곤 했어요.

  가슴이 두근거리다 보면 뻐근해지고, 뻐근하다 보면 온몸이 순간적으로 경직이 될 때도 있어요. 그래서 호흡이 멈춰지는 것 같아요. 아니 실제로 호흡이 멈춰졌어요. 거의 1주일에 일곱 번 정도 술을 먹었으니까 알코올 중독 수준이었죠. 하지만 그때는 그걸 치료해줄 생각을 못했어요. 잘 몰랐으니까. 치료를 했더라면 이렇게 이혼까지 하지는 않았겠죠. 어쨌든 그때는 그 사람을 위해 뭔가 하고 싶다는 의욕이나 생각이 없었어요. 워낙 '싫다.'라는 생각이 지배적이었기 때문에…….

잔인한 시어머니와 시누이, 마마보이 남편의 폭력에 지쳤어요

예전에는 내가 우울증에 걸린 줄을 몰랐죠. 애 아빠하고 살 때는 부부싸움을 하면 시어머니가 올라와서 나를 때리고 막 욕을 하고 그랬어요. 그때부터 잠이 안 오고, 시어머니만 생각하면 화가 나고 죽이고 싶다는 생각이 들고 그랬죠. 참 이것저것 생각이 많았어요.

  그 후 며칠 지나면 또 싸워요. 그런데 신랑이 목을 조르면 시어머니는 그 틈에 나를 때리거나 옆에서 웃고 그러는 거예요. 툭하면 이혼하라 그러고.

  욕도 엄청 심하게 했어요. 눈알을 파내버린다던가 하면서 없는 소리 있는 소리를 다 퍼부었죠. 하도 많이 들으니깐 잔인하다는 생각밖에 안 들더라고요. 그뿐만 아니라 우리 엄마한테까지 전화를 해서 욕을 했어요.

지금도 시어머니하고 시누이만 생각하면 정말 화가 나요. 우리 집에다 욕을 할 때마다 "우리 엄마가 뭘 잘못했기에 우리 엄마한테까지 욕을 해요? 우리 엄마한테 욕하지 말고 나한테 욕하세요." 그렇게 대들었죠. 그런데도 우리 엄마한테 계속 욕을 하는 거예요.

그럴 때마다 시누이는 내 남편한테 전화를 해서 내가 시어머니한테 대들었다고 일러바쳐요. 그러면 또 애 아빠는 나한테 마구 쏘아붙이거나 욕을 해대는 거죠. "너 엄마한테 뭐라고 했어!" 그런 식으로.

시누이랑 시어머니랑 얼마나 심했냐면, 내가 아이를 낳았을 때도 곧바로 일을 시켜먹었어요. 커다란 김치통을 들고 올라가라고 하질 않나, 냉장고 청소를 시키질 않나, 보일러통 청소를 시키질 않나. 보일러통 청소를 하다가 허리를 삐끗했는데 병원에도 못 갔어요.

내가 허리가 아프다고 하니까 시어머니가 "나도 허리 아파 죽겠다." 그러는 거예요. 난 정말 꼼짝도 못할 정도였거든요. 거의 한 시간 동안 못 일어났어요. 그런데도 시어머니가 "나도 아프다." 그랬으니 더 할 말이 없죠.

남편은 정말 심한 마마보이였어요. 처음에는 그런 줄을 몰랐죠. 그런데 무슨 일만 생기면 제 엄마한테 쪼르르 달려가더라고요.

아이 낳고 나서 "이제 무슨 일이라도 해서 아이들 분유 값, 기저귀 값 벌어야 될 거 아니냐?" 그랬어요. 남편이 그때까지 아무 일도 안 하고 있었거든요. 내가 말을 잘못한 건 아니잖아요? 그냥 솔직하게 얘기한 건데, 그것 때문에 화가 나 게임방에 가서 앉아있더라고요. 그러면서도 지금까지 한 번도 아이들을 봐준 적이 없어요.

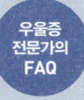

우울증의 원인은 무엇입니까?

전문가들은 여러 가지 원인이 복합적으로 작용해서 우울증 증상을 일으킨다고 생각하고 있습니다. 여러 가지 원인 중 첫 번째는 유전적인 원인입니다. 예를 들어 일반인들이 우울증에 걸릴 가능성은 평생에 걸쳐서 약 10퍼센트 정도로 추정합니다. 하지만 일란성 쌍둥이가 우울증에 걸릴 경우 다른 일란성 쌍둥이가 우울증에 걸릴 가능성은 약 50퍼센트입니다. 즉, 우울증의 요인을 어느 정도는 유전적으로 타고 난다는 이야기입니다.

그러나 유전적인 것으로 모든 걸 설명할 수는 없습니다. 앞에서 예를 든 일란성 쌍둥이의 경우 한 명이 우울증이 있을 경우 다른 한 명이 우울증에 걸릴 가능성이 50퍼센트라는 얘기는 '유전이 아닌' 다른 요인도 50퍼센트 정도 작용한다는 것과 같은 뜻입니다.

'다른 요인' 중에서 제일 중요한 것은 어린 시절의 환경입니다. 자라온 환경은 성격 형성에 상당한 영향을 미치고, 이렇게 형성된 성격이 훗날 우울증에 쉽게 걸릴 수 있느냐 아니냐를 가르는 중요한 요인이 될 수 있습니다.

이번에는 '직장맘'을 예로 들어보겠습니다. 직장 여성들의 아이는 할머니든 어머니든 지속적으로 돌봐주는 사람이 있느냐 혹은 돌보는 사람이 계속 바뀌느냐에 따라서 정서적인 안정성이 크게 달라질 것입니다. 이런 정서적인 안정성의 차이는 훗날 성인이 됐을 때 똑같은 스트레스가 와도 그것을 극복할 수 있느냐 또는 극복하지 못하고 우울증이 되느냐를 가르는 큰 차이가 된다고 생각합니다.

그밖에 중요한 원인은 생물학적 요소입니다. 우울증과 관련된 신경전달 물질은 여러 가지가 알려져 있습니다.

요컨대 우울증 증상을 일으키는 원인은 유전적인 요인과 환경적인 요인 또는 현재 받고 있는 스트레스, 현재의 자기를 정서적으로 지지해주는 모든 것들이 복합적으로 작용한다고 할 수 있습니다.

CHAPTER
02

우울증, 이렇게 진단한다

01 이런 증상을 보이면 우울증을 의심해라

우울증 환자들은 진단을 받을 당시 판단력 및 집중력 저하, 무기력증, 가슴 통증과 두통 등의 전형적인 증상을 경험합니다. 특히 판단력과 집중력의 저하, 무기력증은 일상생활을 힘들게 하기 때문에 주변 정리나 사소한 일처리조차 잘 되지 않아 혼란스럽고 막막합니다.

 순간적으로 마음 깊은 곳에서 분노가 치밀어오르는 듯하면서 가슴이 마구 뛰거나 주변 사람들에게 신경질적인 반응을 보이는 경우도 있습니다. 또한 불안이나 슬픔과 같은 정서적인 문제를 경험하면서 시도 때도 없이 눈물이 나고, 새벽에 잠이 깬 후 다시 잠들지 못해 고통스러워하기도 합니다. 이 외에도 사람이 많이 모인 곳에 가면 가슴이 뛰고 어지러운 증상을 느끼기 때문에 집에서만 생활하는 경우도 있고, 무기력증 때문에 점차 사람을 피하는 경우도 있습니다. 때로는 술이나 도박 등에 빠져들기도 합니다.

☐ 판단력이 흐려졌다.
☐ 생활이 엉망진창이 되었다.
☐ 가슴 통증, 두통, 무기력증이 생겼다.
☐ 집중력 저하, 초조함 등의 증세가 나타났다.
☐ 무기력증으로 인해 먹지도 않고 사람도 만나지 않게 되었다.
☐ 가슴이 마구 뛰고 답답해서 온 동네를 돌아다니고 싶다.
☐ 신경질적인 사람이 되었다.
☐ 너무너무 슬퍼서 혼자 엉엉 울었다.
☐ 가슴이 뛰고 어지러워서 사람들 많은 곳에 가지 못한다.
☐ 새벽에 잠이 깨어 고통스럽다.
☐ 술이나 도박에 빠져든다.

맡은 일이 진행이 안 되고 판단력이 흐려져요

우울증에 걸리면 현실감과 공감능력이 좀 떨어지는 것 같아요. 그래서 머리로는 '같이 슬퍼해줘야 되는데……' 하면서 잘 안 됐던 일도 있어요. 처음에는 믿어지지가 않았어요. '내가 우울증이니까 이제 그만둬야겠구나.' 하는 식으로 판단을 하지 못하고 그냥 흘러

가는 대로 끌려가는 거예요.

  무슨 일이든 너무 힘들었어요. 내가 맡은 일이 있었는데, 거의 진행이 안 되고 그랬죠. 자주 깜빡하고요. '우울증이니까 어떻게 해야 되겠구나.' 아니면 '일을 잠깐 쉬어야 되겠구나.' 하는 판단이 안 서요. 그런 내 모습을 보면서 동료들이 권해서 결국 휴직을 했죠. 우울증에 걸리면 판단력도 떨어지는 것 같아요.

아이를 낳은 후 감당이 안 돼서 잠도 못 자고 밥도 못 먹어요

본래 정리를 딱딱 하고 살았어요. 그런데 그 공간에 기저귀와 우유병, 아이들 물건이 쌓이면서 막 엉망진창이 되어가는 게 정말 힘들었어요. 이것도 치워야 할 것 같고 저것도 제자리에 놓아야 될 것 같은데 아이는 마냥 그 자리에 누워만 있고……. 당시에는 아이가 하나도 예쁘지 않았어요. 오히려 아이가 있다는 자체가 너무 힘들었어요. 뭐라고 할까, 잘 갖춰져 있던 내 삶이 갑자기 막 흐트러지는 느낌이 들면서 손을 탁 놓게 되었던 거죠.

  그걸 어떻게 설명할 수가 없었어요. 심지어 친정엄마조차 "다른 사람들은 아이 낳고 잘 회복하고 잘만 키우는데, 왜 너만 유독 이래?" 그러시더라고요.

  그런 생활이 길어지니까 밥도 못 먹게 되고, 잠도 못 자게 되고……. 아이 때문에 내 삶이 엉망이 된 거죠. 나중에는 아이가 없어지든 내가 없어지든 해야 한다는 극단적인 생각까지 들더라고요. 그 집에 들어가기가 싫었어요. 아이가 있는 공간에 들어가는 게 너무너무 싫었던 거죠. 밖에만 나오면 살 것 같고, 집에 들어가면 숨이 막히고, 답답하고 그랬어요. 엉망진창이 된 상황을 전부 내가 정리해야 된다는 막막함이랄까 뭐 그런 느낌?

병원에서 약을 처방받아 먹었는데도 전혀 낫지 않았어요. 잠이 안 오니까 밥도 먹을 수가 없었죠. 밥이 돌처럼 딱딱하다는 걸 그때 처음 느꼈어요. 밥을 못 먹으니까 당연히 기운이 달리죠. 나중에는 거의 1개월 동안 누워서 지냈어요. 아이 얼굴도 보기 싫었죠.

나중에는 '죽어야겠다.'라는 생각밖에 안 들더라고요. 어디서도 위로를 받을 수가 없었죠. 친정엄마한테도 위로를 받을 수가 없었고, 신랑도 이해를 못해요. 그런데 그걸 어떻게 설명을 할 수가 없더라고요. 그래도 조금의 모성이 있으니까 '내가 죽으면 아이를 누가 돌볼까?' 하는 생각이 들면서 '같이 죽어야겠다.' 그런 결심을 하기도 했어요.

무기력해지면서 잠이 많아졌어요

끼니를 거른다거나 그런 일은 없었지만 움직이는 게 귀찮더라고요. 무기력해지는 거죠. 그러니까 졸음이 쏟아졌어요. 활력도 없고 기운도 없고. 주변 친구들을 만나거나 하는 일이 거의 없어지니까 혼자 있는 시간이 많아지잖아요. 그러니까 웃음이 많이 없어졌죠.

가장 큰 문제가 잠이 많아진 거였어요. 평상시 같으면 어느 정도 자고 일어나서 움직여야 되는데 그게 안 돼요. 계속 자고 싶었죠. 육체적으로도 그렇지만 아무래도 정신적으로 힘들다 보니까 그랬던 것 같아요.

신체적으로 어디가 아프거나 그렇진 않았는데도 늘 어깨가 축 처져 있었죠. 거울을 보면 표정도 힘이 없어 보이고 무기력해 보이고 그렇더라고요.

가슴 통증, 두통, 무기력증이 모두 우울증 증세더라고요

가슴 통증이 너무 심해서 처음에는 '흉부외과를 가야 되나, 내과를 가야 되나?' 고민을 많이 했어요. 어쨌든 내과도 아닌 것 같고 외과도 아닌 것 같은 아리송한 상황이었죠.

예전에도 그런 치료를 받은 경험이 있어요. 숨을 쉴 수가 없을 정도로 호흡곤란이 와서 새벽 2시에 병원 응급실에 갔죠. 열 가지도 넘는 검사를 했는데, 특별한 병은 없고 그냥 '스트레스성' 증상이라고 나오더라고요. 그래서 '이런 통증은 특별한 병명이 없는 건가 보다.' 그렇게 생각했죠. 그런 것조차 우울증에 포함이 된다는 것을 몰랐던 거예요.

근데 요즘은 '선생님 저 요즘 가슴이 너무 뻐근하고 아프고 힘들어요. 이거 혹시 다른 병이 아닐까요?' 하고 물어보면 "그것도 우울증 증세입니다." 그러는 거예요. 가슴뿐만 아니라 머리도 너무 아프고 의욕이 없어요. 그런 생각을 하면 안 되지만, 살고 싶지 않다는 생각이 하루 중 3분의 1을 차지하고 있기 때문에 참 많이 힘들어요.

안절부절 집중을 못하고 중요한 것을 잊어버리곤 했어요

한 가지 일에 집중을 못해요. 어떤 일이든 끝까지 마무리를 못하고 오늘 한 일을 내일이면 잊어버리곤 하죠. 어떨 때는 막 졸리는데, 또 어떨 때는 반대로 아예 잠이 안 와요. 잠이 안 오는 것을 지나치게 신경 쓰다 보니까 정작 중요한 것을 잊어버리고 그랬던 것 같아요. 그렇게 3~4년 정도 앓는 동안 안절부절못하면서 침을 흘리기도 하고, 저능아처럼 얼굴이 붓기도 했죠. 나는 똑바로 걷는다고 걷는데 나도 몰래 걸음이 타박타박 걸어지기도 하고, 꼽추처럼 어깨가 굽어지는 증세도 나타났고요. 게다가 눈은 완전히 동태눈처럼 풀어졌죠.

마음이 아프니 배도 안 고프고 사람을 만나기도 싫어졌어요

본래 식욕이 좋은 편이에요. 아예 폭식을 하는 스타일인데, 마음이 아프니까 배가 안 고프더라고요. 그렇게 배가 안 고픈 건 생전 처음이었어요. 그냥 살기 위해서 선식을 먹었죠. 그건 그냥 마시면 되는 거잖아요. 가족을 돌봐야 하니까 마냥 누워있을 수만은 없었죠. 그래서 선식을 먹으면서 버텼지만 만사가 다 귀찮을 정도로 무기력해지더라고요. 그 전에는 요가를 열심히 했는데 그것도 싫어졌죠. 일단 사람을 만나는 게 싫었거든요. 2011년 8월부터는 친구를 만난다거나 모임에 나간다거나 하는 일이 1년에 한두 번 정도, 꼭 나가야 되는 자리 빼고는 전혀 안 나가고 있어요.

가족한테도 자꾸 화를 내고 짜증을 내요. 가족이라고 해야 남편하고 아들인데, 내가 아픈 게 가족의 잘못은 아니잖아요. 그런데도 엉뚱하게 내가 짜증나는 것, 무기력한 것에 대한 화살을 남편과 아들에게 돌리고 있더라고요.

모든 일에
의욕이 없어졌습니다

처음 우울증을 느끼고 2개월 정도 지났을 때부터 모든 일에 의욕이 없어지고 잠이 엄청 왔어요. 그때 충격이 좀 심했는지……. 3개월 정도 지나니까 뭔가 마음속에서 폭발한다고 해야 하나? 부모님한테 "왜 날 이렇게 낳았어?" 하면서 짜증을 내고 그랬죠. 세상이 원망스럽고, 친구들도 만나고 싶지 않고, 학원도 안 가려고 하고, 공부도 안 하려고 하고……. 그런 악순환이 계속됐어요. 학교도 틈만 나면 아프다고 결석하려고 했어요.

가슴이 마구 뛰고 답답해서
온 동네를 휘젓고 다녔어요

밤에 서너 시간 자다가 새벽 3시나 4시쯤 되면 가슴이 막 벌렁벌

렁하면서 옷을 홀딱 벗고 온 동네를 휘젓고 다니고 싶어져요. 실제로 새벽 1시, 2시를 가리지 않고 바깥으로 나가죠. 돌아다니다 보면 꽃 같은 게 보이잖아요. 꽃집 같은 데. 그러면 나도 몰래 꽃을 들고 와요. 그런데 그걸 들고 왔다는 게 그 다음 날이 되어야 생각나는 거예요. '내가 이걸 왜 들고 왔지?' 그러고는 쓰레기통에 꼬깃꼬깃 구겨서 버려요. 그런 행동이 계속 반복되네요.

무척 신경질적인
사람이 되었어요

내가 엄청 신경질적으로 바뀐 것 같아요. 사람들이 대문을 똑똑 두들기면 막 화를 내면서 "누구야!" 이랬던 것 같아요. "누구세요!"도 아니고 그냥 "필요 없어!" 그랬죠. 이런 식으로 신경질을 냈던 것 같아요.

새벽에 눈을 뜨면
지옥이 몰려오는 느낌이었어요

어떤 날은 혼자 어떻게 할 수 없을 정도로 우울하고, 어떤 날은 불안하고, 또 어떤 날은 너무너무 슬퍼서 혼자 막 엉엉 울었어요. 특히 제일 심한 게 아침에 눈을 떴을 때예요. 눈을 딱 뜨면 지옥이 몰려오는 것 같은 느낌이었거든요. 어떻게 할 수가 없었죠. 찬송을 듣고 기도를 해도 소용이 없었어요. 너무너무 힘들었죠. 그런 상황이 몇 개월 동안 계속됐던 것 같아요.

약을 안 먹어서 그런지
잠을 깊게 못 자요

잠이 잘 안 와요. 잠을 자도 깊게 못 자고. 사실은 제가 3~4일 정도 약을 안 먹어서 그래요. 새벽 3~4시쯤 약을 먹고 잠들면 아침에 못 일어날까 봐 아예 안 먹었죠. 수면제가 조금 포함돼 있거든요.

사람들 많은 데 가면 눈도 잘 안 보이고
숨 쉬기도 힘들어요

내가 자각한 초기 증상은 가슴이 꽉 막히는 듯한 그런 것이었어요. 그러다 점점 심해져서 나중에는 공황장애까지 오고 그랬죠. 하지만 공황장애로 진단을 받은 건 아니에요. 그러니까 심하게 픽 쓰러지거나 이런 건 없어요. 그 대신 사람들 많은 데 가면 머리가 윙윙 울리면서 눈도 잘 안 보이고, 숨 쉬기도 힘들고 그래요. 그러면 계속 이렇게 가슴이 뛰어요. 특히 병원 대기실에 앉아있을 때는 막 초조해지고 그래요. 심장이 쪼그라드는 느낌이랄까…….

심할 때는 10일 동안 밖에 못 나간 적도 있어요. 집 안에서 진짜 시체처럼 누워만 있었죠. 설거지고 밥이고 아무것도 못하고.

우울증 진단받고도 3~4년 정도는 사회복지사 선생님이 직업훈련 같은 걸 무료로 받을 수 있게 해주셔서 그런 데도 참여하고, 어머니 모임도 나가고 그랬어요. 집에만 처박혀 있지 않고 꽤 활발하게 활동했죠.

그런데 우울증이 심해지면서부터는 밖에 나가기도 귀찮아졌요. 모든 일을 귀찮아하는 증세와 공황장애가 같이 오니까 성가시고 무서워서 밖에 못 나가고 계속 집에만 있게 된 거예요.

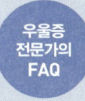

우울증 진단을 위해 어떤 검사를 받아야 합니까?

우울증이 의심된다면 먼저 전문가와의 상담을 권하고 싶습니다. 특히 정신과 전문의는 우울증 환자를 가장 많이 본 전문가로서 상담을 통해 우울증 의심 환자를 잘 가려낼 수 있습니다.

우울증은 반드시 정신적·심리적 문제에 의해서만 나타나는 것은 아닙니다. 호르몬의 변화나 신체적 질환에 의해서 나타나는 경우도 있습니다. 이처럼 우울증의 원인이 감추어져 있는 경우에는 원인을 찾기 위한 몇 가지 검사가 필요합니다. 대표적인 검사는 갑상선 기능 검사와 내분비계 기능 검사입니다.

기본적으로 갑상선기능저하증이 있으면 기분이 가라앉고 우울하며, 갑상선 기능이 항진되면 불안하고 초조하고 잠을 못 자는 등의 증상이 나타나기 때문입니다. 따라서 겉으로 봤을 때는 우울증 같지만 실제로는 갑상선 등 내분비계 기능에 문제가 있는 경우도 있습니다.

보통 우울증은 남자보다 여자가 두 배 정도 많이 걸리는 것으로 알려져 있습니다. 그 이유는 여성들이 남성들에 비해 신체 내의 호르몬 변화가 훨씬 더 심하기 때문입니다. 월경이나 임신, 출산, 갱년기, 폐경기 등에 따른 호르몬의 변화가 우울증을 유발할 수 있습니다.

또 외과적인 문제가 원인이 되는 경우도 있습니다. 예를 들어 뇌에 종양이 있다거나 간질성 질환이 있을 경우 '기분의 변화'가 나타날 수 있습니다.

따라서 우울증이 재발한 경우가 아니고 처음 치료를 시작하는 경우에는 전문가와 상의하여 의심되는 신체적 질환에 대한 검진을 받아보는 것이 좋습니다.

02 우울증 진단을 받아들이는 자세

우울증 환자들은 무기력증과 같은 초기 증세를 여러 차례 느끼다가 인터넷 등을 통해 정신건강증진센터나 정신건강의학과와 같은 전문 치료기관을 찾아 정확한 진단을 받고 치료를 시작하는 경우가 많습니다.

또한 '자가측정 설문지'를 통해 자신의 우울증을 미리 자가 진단해보거나 여러 가지 정보를 통해 자신의 상태를 점검하면서 조금 더 정확하고 전문적인 진단이 필요하다는 것을 깨닫게 됩니다.

'당신은 우울증입니다.'라는 진단이 내려졌을 때 일부 환자는 억울함, 자책감 등의 여러 가지 심리적 상태를 경험합니다. 때로는 '우울증=정신병'이라는 편견 때문에 진단을 부정하거나 거부하는 환자도 있습니다. 반대로 의료진의 노력에 따라 위로와 안정을 찾고 치료에 대해 용기를 얻는 환자도 있습니다.

주변 사람이나 언론을 통해 우울증이 어떤 병인지, 치료 과정은 어떤지 등을 많이 접해본 환자는 큰 충격이나 거부감 없이 치료를 시작하기도 합니다. 이와는 달리 주변에서 진단과 치료에 대한 권유가 있었지만 이를 부인하다가 뒤늦게 진단을 받는 경우도 있습니다.

☐ 정신건강증진센터 사이트에 들어가 우울증 자가진단을 해봤다.
☐ 인터넷에서 우울증 전문 병원을 알아봤다.
☐ 정신건강증진센터에서 신경정신과로 연결을 해주었다.
☐ '살아야겠다.'라는 생각으로 병원을 찾아가게 되었다.
☐ 억울한 느낌도 들고 자책감도 들었다.
☐ 하필이면 '내가 왜?' 하는 생각이 들었다.
☐ 내가 정신병에 걸렸다는 생각 때문에 마음이 편치 않았다.
☐ '부끄럽게 생각하지 마라, 나을 수 있다.'라는 말이 위로가 되었다.
☐ 우울증에 걸렸다는 걸 부인하다가 진단을 받게 되었다.
☐ 누구나 우울증에 걸릴 수 있다고 생각한다.

'혹시 나도?' 하는 마음이 들어서 자가진단을 해봤어요

동료들이 우울증에 걸린 경우가 종종 있었어요. 그런 동료들의 우울증 상담을 주선해주면서 옆에서 많이 봤죠. 그런데 어느 날부터 나 혼자 동떨어진 느낌이 자꾸 들더라고요. '혹시 나도?' 하는 의심이 들기 시작했죠. 그래서 정신건강증진센터 사이트를 들어가봤어요. 거기에 '우울증 척도'라는 게 있거든요. 물론 한 사이트만 가본 건 아니고 몇 군데 들어가서 자가진단을 해봤는데 '우울증'이라고 나오더라고요. 그래서 전에 내 동료들을 진단했던 선생님을 찾아가서 상담을 했더니 우울증이라고 하며 약을 지어주셨어요.

우울증을 어떻게 치료받아야 하나 인터넷에서 알아봤어요

'우울증에 걸린 것 같긴 한데, 어떻게 치료를 받아야 될까?' 하면서 한참 방황을 했죠. 그때 인터넷이 많은 도움이 됐어요.

우선은 내가 겪는 증상이 우울증인지 아닌지 그걸 찾아봤어요. 혼자 있을 때 무기력하고, 부정적인 생각이 들면서 아무것도 하기 싫고, 의욕도 없었거든요.

언젠가 정말 기분이 너무 안 좋아서 고민을 하다가 인터넷을 뒤져보니까 자살예방센터라는 곳이 있더라고요. 그곳에 전화를 걸어서 고민 상담을 많이 했죠. 이런저런 얘기도 많이 해주시고, 충고도 해주시고, 좋은 말씀도 많이 해주셔서 기분이 많이 나아졌어요. 비록 얼굴을 마주보면서 얘기를 나눈 것은 아니지만 누구한테도 터놓고 얘기할 수 없었던 내 고민이나 우울한 기분들을 직접 육성으로 얘기할 수 있어서 좋았어요.

그렇게 상담을 하면서 관할구역에 있는 정신건강증진센터를 한 번 찾아가 보라고 하시더라고요. 그곳에 가서 정신건강증진센터 선생님과 얘기를 나눴죠.

이런저런 시험에도 떨어지고 해서 조금 힘들었던 것부터 내 상황을 얘기했더니 정확하게 검사를 한번 해보자고 하더군요. 그래서 테스트를 받아봤더니 우울증 수치가 제법 높게 나온 거예요. 어느 정도 예상은 하고 있었죠. 그러고 나서 한참 얘기를 더 나눈 다음 정신건강증진센터보다 좀 더 전문적인 병원을 찾아가보라고 권유를 해주셨어요.

정신보건센터에서 신경정신과로 연결을 해주었어요

사회복지사 선생님께 전화를 하고 정신건강증진센터에 찾아가서 얘기를 나눴어요. 그런데 "진행이 좀 많이 되신 것 같아요. 신경정신과로 바로 연결을 시켜드리고 싶은데, 괜찮으시겠어요?" 그렇게 물어보더라고요. "좋습니다." 하고 흔쾌히 승낙을 하고 신경과 병원을 소개받았죠.

설문지를 작성하고 나서 면담을 한 선생님이 "한 70퍼센트 정도, 보통 사람들보다 안 좋다."라고 말씀하시더라고요. 그러고는 "약물 치료로도 가능하니까 걱정하지 말고 치료를 시작하자." 그러시더군요. 처음에는 걱정을 많이 했죠. 누구나 다 앓는 병은 아니잖아요. 물론 앓고 있으면서 모르는 경우도 있겠지만.

전문가의 도움이
필요하다는 것을 알게 되었어요

정말 죽고 싶었어요. '연탄불을 피울까?'부터 시작해서 별의별 생각을 다 해봤죠. 그러다 상담사한테 전화를 했어요. '잠도 안 오고 내가 너무 바보 같다. 사는 게 재미가 없고 힘들다.' 등등 내 얘기를 다 들어주더라고요. 너무 친절해서 그런 얘기도 물어봤어요. "저기, 상담사님은 잠도 못 주무시고 일을 하는데, 안 힘드세요? 저보다 힘든 일로 전화하는 사람도 많죠? 저처럼 작은 일로 전화해서 투정부리듯이 얘기하는데도 다 들어주셔야 되니 정말 힘드시겠어요."

새벽 2시쯤 잠도 안 오고 그러면 혼자서 막 미칠 것 같은 거예요. 애들 생각은 안 나고 집 앞에 놓인 연탄 생각밖에 안 나더라고요. 방에 테이프를 싹싹 바른 다음 그걸 가져다 피우면 다음 날이 없어지니까 너무 편할 것 같은 거예요. 그렇게 연탄을 가지러 가고 싶어질 때마다 전화를 했죠.

"제가 생각해도 우울증이 심한 것 같아요. 병원에 가보는 게 좋을 것 같죠?" 그랬더니 "도움을 받는 게 좋을 것 같다."라고 얘기해주시더라고요. 마침 주변에 우울증 때문에 병원 다니는 분이 있어서 그분 따라 병원에 가게 됐어요.

'일단 살아야 되겠다.' 생각하고 병원을 찾아갔어요

너무 힘들어서, '일단 살아야 되겠다.' 하는 생각으로 병원에 간 거예요. 약이라도 먹고 좀 편안해져야 되겠다 싶어서. 죽을 만큼 힘이 들었거든요. 우울증에 대한 편견이나 주변 사람들의 눈치 같은 건 생각하고 싶지 않았어요. 일단 '살아야 되겠다.' 하는 생각부터 했어요.

억울한 느낌도 들고 자책감도 들었어요

우울증이라는 게 '정신에 이상이 있다.' 딱 이거는 아니잖아요. 심적으로 좀 힘이 들어서 그런 거지. 처음 병원에서 지어준 약을 먹게 되었을 때는, '내가 왜?' 그랬죠. 억지로 참고 살다가 우울증이 온 거잖아요. '왜 내가 환자가 되어서 이렇게 약을 먹어야 되나?' 하면서 억울한 느낌이 많았어요. 그러면서 '어떻게든 내 화를 표출하거나 건강한 방식으로 풀었어야 됐는데 그걸 못해서 내가 이렇게 됐구나.' 하고 자책감도 들더라고요.

아기를 가져서 행복했는데, 왜 산후우울증에 걸린 걸까요?

계속 슬펐어요. 계속 눈물도 나고. 그래서 '우울증인가 보다.' 하고 병원에 갔죠. 그러면서도 '내가 왜?' 하는 질문을 계속했어요. '내가 왜 산후우울증에 걸렸을까?' 하면서. 나는 진짜 잘할 줄 알았거든요. 아이 낳기 직전까지도 씩씩하게 일을 했고, 아이를 뱃속에 가지고 있는 게 정말 행복했어요. 임신기간 내내. 그래서 기쁜 마음으로 아이 맞을 준비를 다 해놨죠. 산후조리원에 있을 때도 아이가 정말 예뻤어요. 그런데 왜 내가 산후우울증에 걸린 걸까요?

내가 정신병자인가 하는 생각 때문에 마음이 이상하더라고요

'내가 정신병자인가?' 싶어지면서 기분이 이상했어요. '정신건강증진센터'에도 '정신'이라는 말이 들어가잖아요. '정신' 소리만 들어도 '정신과' 아닌가? 그런 마음이 들어요.

감기하고 똑같은 거라는 말이 위로가 되었어요

상담을 하다 보니 '아, 그랬구나.' '당연히 그랬겠지.'라는 생각이 들더라고요. 의사 선생님이 "노력만 하면 누구나 다 좋아질 수 있어요. 감기하고 똑같은 거예요. 너무 심각하게 생각하지 마세요." 그리고 "부끄럽게 생각하지 마세요." 그러는데, 그 말이 그렇게 위로가 되더라고요.

예전과 많이 달라진 것을 느껴서
방문 간호사에게 도움을 요청했어요

나 자신은 잘 모르고 있었는데, 주변 사람들이 내게 우울증이 심한 것 같다고 병원에 가보라 그러더라고요. 근데 그때는 내가 우울증일 거라고는 상상도 안 했죠.

그 당시 나는 거의 말을 안 하고 살았어요. 일 갔다 와서 아이랑 밥 해먹고, 같이 청소하고 그게 다였어요. 눈만 뜨면 일 갔다 오고 그렇게 살았죠. 그런데 주변에서는 그런 나를 보고 우울증이라는 거예요. 당연히 안 믿었죠.

그렇게 몇 년이 지난 뒤에 내가 몸이 안 좋아서 방문 간호사가 우리 집을 방문하게 됐어요. 그런데 간호사가 나보고 "우울증이 좀 있는 것 같은데, 신경정신과 상담을 받아보면 어떻겠느냐?" 하더라고요. 그때도 나는 인정을 안 했죠. 그런데 다음 달에도 또 그런 얘기를 하길래 "정 힘들면 얘기하겠다." 그래놓고는 1년을 또 버텼죠. 그러다 나중에 정말 내 자신이 예전과 많이 달라진 것을 느껴서 방문 간호사에게 도움을 요청했어요.

우울증에 걸렸다는 연예인의 고백에
힘을 얻었어요

별로 충격 같은 건 없었어요. 어떤 방송 프로그램에 나온 연예인이 '공황장애'가 있다는 고백을 하는 것도 봤고, 다른 연예인도 우울증으로 고생한다고 얘기를 했거든요. 지금은 연예인들의 영향을 많이 받고 사는 시대잖아요. 그런데 연예인들 중에서 우울증이나 공황장애 때문에 약을 먹는다고 얘기하는 사람이 많아요.

 사실 연예인들은 대중의 시선을 먹고사는 사람들이라 마음이 정말 많이 아플 것 같아요. 악플들 보세요. 나 같은 사람은 견딜 수 없을 것 같은데, 그걸 견뎌내려면 약이든 상담 치료든 받아야 할 것 같아요.

 본래 사람이 자기 합리화를 하는 경향이 있잖아요. 나도 그래요. 연예인들도 걸렸으니까 나도 걸릴 수 있고, 내가 걸렸으니까 남들도 걸릴 수 있다고 생각해요. 그래서 나는 괜찮아요.

우울증의 치료 방법에는 어떤 것이 있습니까?

앞에서 우울증의 원인은 여러 가지가 있다고 말씀을 드렸습니다. 이 얘기는 곧 치료를 하는 방법도 여러 가지가 있다는 뜻입니다. 한 가지 방법만 가지고는 모든 우울 증상을 해결하기 어렵습니다. 예를 들어 생물학적·유전적인 원인은 주로 약물 치료를 하고, 외부적인 스트레스나 성격적인 문제 등에 대해서는 심리 치료와 면담 치료를 같이 하게 됩니다.

전문가들은 '통합적인 접근'이 가장 좋은 치료 방법이라고 말합니다. 그래서 약물 치료와 면담 치료를 항상 함께하도록 권하고 있습니다.

약물 치료는 주로 항우울제를 사용합니다. 항우울제는 1990년대 이후 부작용이 상당히 줄어든 새로운 약이 많이 나와 있는데, 국내에서 사용되는 것은 10종 정도입니다.

항우울제의 치료효과는 거의 비슷합니다. 하지만 부작용은 약마다 조금씩 다릅니다. 한편 항우울제를 먹었다고 해서 바로 효과가 나타나는 것이 아니라 보통 4주 내지 6주가 지나야 한다는 것도 잊지 말아야 합니다.

또 하나, 항우울제는 모든 환자에게 효과가 있는 것이 아니라 50퍼센트 정도의 환자에게만 충분한 효과가 있습니다. 나머지 50퍼센트의 환자는 새로운 약으로 대체를 하거나 두 개 이상의 약물을 같이 쓰는 병용요법을 하는 등의 2단계 항우울 치료를 하게 됩니다.

면담 치료는 개인 면담 치료와 가족 치료 혹은 그룹 치료처럼 여러 사람이 함께 치료하는 두 가지 방법이 있습니다.

개인 면담 치료는 대부분의 환자들이 받게 됩니다. 반면에 주변 환경에 여러 가지 문제가 있다거나 가족체계에 문제가 있는 경우 혹은 가족 사이에 마찰이 심한 경우에는 가족 치료 또는 부부 치료 등을 하게 됩니다.

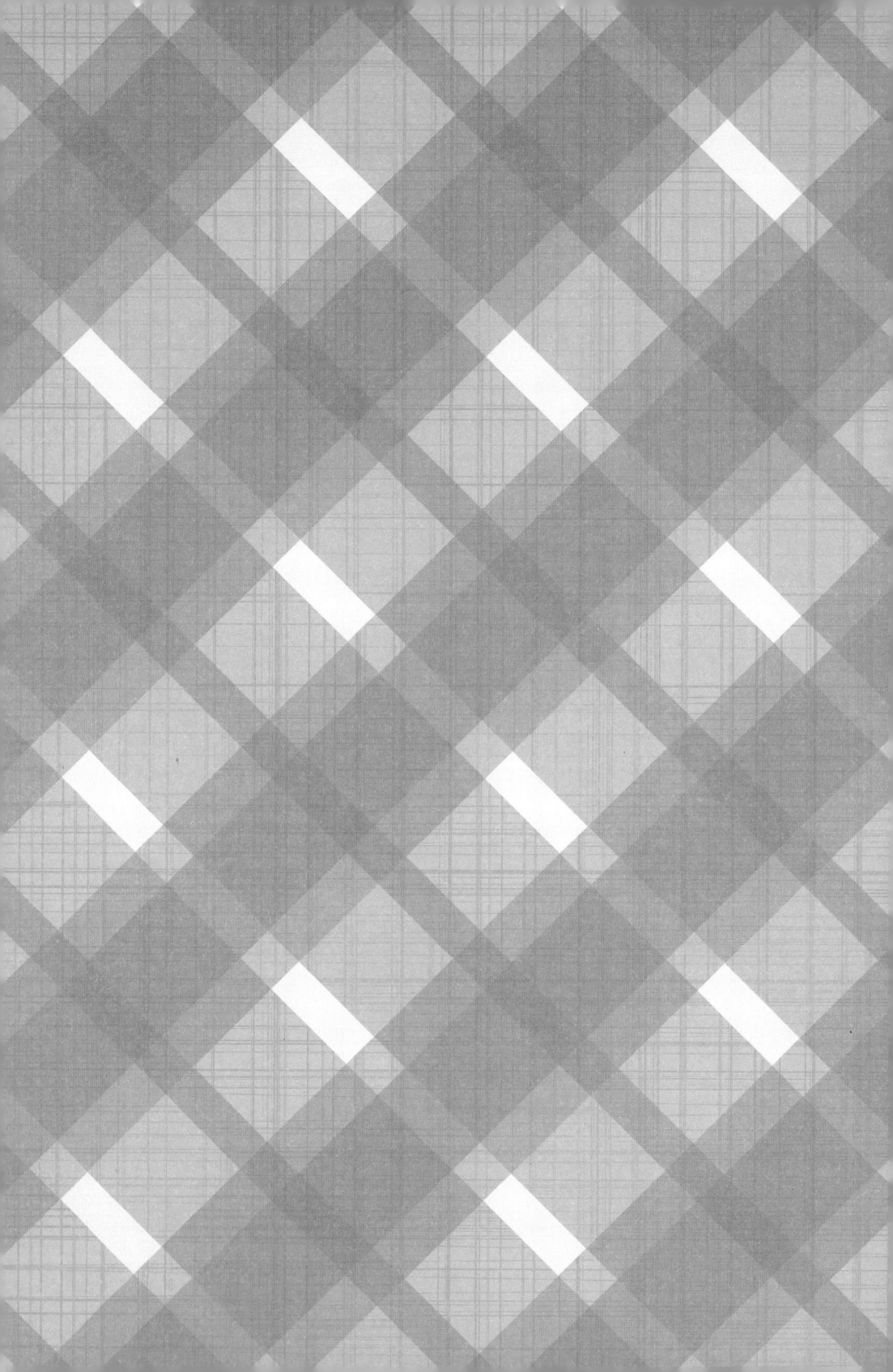

CHAPTER
03

우울증을 치료하는 세 가지 방법

01 항우울증제를 통한 약물 치료

우울증 진단을 받으면 항우울증제를 처방하게 됩니다. 약물 치료 초기에는 기운이 없거나 정신상태가 몽롱해지는 등의 증세를 보이기도 하지만 1주일쯤 지난 뒤에는 약물에 적응이 되면서 생활에 안정을 찾기 시작합니다.

환자들 가운데 일부는 불면증이나 가슴 두근거림, 무기력증, 심한 감정 기복 등의 증상이 약물 치료 덕분에 사라졌다고 말합니다. 특히 잠을 규칙적으로 잘 수 있게 되어 생활의 리듬을 되찾았다고 말하는 환자도 있습니다.

일부 환자는 '정신과' 혹은 '정신병'에 대한 편견 때문에 약물 치료를 고민하고 망설이지만, 대부분의 환자는 용기를 내어 자신에게 병이 있음을 인정하고 약물을 꾸준히, 잘 복용합니다.

☐ 약물에 대한 적응기간이 필요하다.

☐ 일상생활에 지장이 없도록 의사와 상의해서 약을 처방받고 있다.

☐ 다리가 휘청휘청하는 증세가 있었는데 병원에서 잘 조절해주었다.

☐ 처음에는 나른하고 잠만 잤는데 이제는 어느 정도 적응이 되었다.

☐ 시간이 지날수록 몸이 가뿐해졌다.

☐ 약을 꾸준히 먹으니까 의욕이 생긴다.

☐ 생활리듬이 조금씩 자리를 잡아가기 시작했다.

☐ 살림에 재미가 생기기 시작했다.

☐ 감정 기복이 확실히 줄었다.

약물에 대한 적응기간이 1주일 정도 필요해요

약물 치료는 1주일 정도면 적응이 된다고 하시더라고요. 내가 워낙 잠을 못 잤어요. 하루 한두 시간도 못 잘 정도였죠. 그러니까 회사에서도 멍하니 눈을 뜨고 있지만 다른 사람이 하는 말을 잘 못 알아듣고 그랬어요. 그런 상태가 조금 오래됐죠. 버스를 타도 무조건 앉아야 돼요. 그나마 똑바로 앉지도 못하고 멍하니 창에 기대고 앉는 거죠.

내가 먹는 약에 수면제가 아주 조금 포함돼 있는데, 처음에는 그 약만 먹으면 잤어요. 늘 졸리고, 자기 전에 약을 먹으면 거의 1분도 안 걸려서 잠이 든 것 같아요. 물론 기분 탓이었을 수도 있지만, 그 정도로 센 약을 먹었다고 생각했죠. 그렇게 한 1주일 정도가 지나고 나니까 적응이 되어서 밤에는 푹 자고 낮에는 예전처럼 활동할 수 있게 되더라고요.

일상생활에 지장이 없도록 약을 처방받고 있어요

약이 형형색색이에요. 체리핑크, 노란색, 연두색 등등 별별 예쁜 색이 다 있어요. 그래서 "선생님 항우울증제가 왜 이렇게 예뻐요?" 하고 물어본 적도 있어요. 그랬더니 "항우울증제는 특별히 색깔이 좀 달라야 된다."라고 그러더군요. 근데 왜 그래야 되는지는 아직도 잘 모르겠어요.

하여튼 그 약만 먹으면 너무 나른해지고, 자고 싶고 그런 경험이 있어서 5년 정도 약을 처방만 받고 잘 안 먹었어요. 약을 먹으면 생활에 의욕도 없고, 잠만 자게 되니까. 그러다 이번에 신경 치료를 다시 받게 되면서 "일상생활에 지장이 없을 정도로 약 처방을 해주세요." 하고 특별히 부탁을 드렸죠. 그랬더니 의사 선생님이 "고3이나 공부하는 학생들도 먹을 수 있는 수준으로 처방해드릴 테니까 걱정하지 마세요." 그러시더라고요. 지금은 그렇게 처방받은 약을 먹고 있습니다.

조금씩 약에
적응을 하기 시작했어요

상담을 하면서 일상생활에 대해 얘기하면 속이 시원했어요. 그리고 잠이 오게 하는 약을 받았죠. 스트레스 때문에 늘 새벽 3시, 4시까지 잠을 못 잤거든요. 눈만 감으면 이런 장면 저런 장면이 막 떠오르면서 온갖 조잡한 생각을 하게 되니까 통 잠을 못 잤죠.

항우울증제를 처음 먹었을 때는 주체 못할 정도로 잠이 오더라고요. 그런데 시간이 좀 지나니까 면역이 생겨서 그런지 약을 먹어도 잠이 안 오는 거예요. 그동안 약을 몇 번 바꿨는데, 지금은 내 생활패턴이 달라져서 그런지 잠을 조금씩 잘 수 있게 됐어요.

예전에는 멀뚱멀뚱 새벽까지 안 자고 있다가 아침에 늦게 일어나고, 애들 오면 챙겨주고 그랬죠. 그런데 지금은 일단 아침에 일찍 일어나요. 알람을 열 개씩이라도 맞춰놓고 아침 7시에 일어나서 일단 내가 한 숟갈이라도 밥 먹고, 약 먹고 그런 다음 애들 챙겨서 보내죠. 피곤해도 참고, 집안일까지 다 해놓은 다음 작은애 데리고 오고 큰애 약 챙겨 먹여 보내요. 물론 피곤하죠. 그래도 참아요. 저녁에 자야 되니까.

그런 생활을 계속 반복했어요. 약 잘 챙겨 먹고, 시간 맞춰서 밥 먹고 그러니까 잠이 잘 와요. 2주일 전에 애기 아빠 때문에 약을 못 먹었는데, 그땐 생활패턴이 완전히 망가졌어요. 아침에 큰애 일어나서 나가든지 말든지 신경도 못 썼어요.

피곤한 상태에서 약을 못 먹으면 그냥 쓰러져서 잠만 자고 그래요. 그때 '어? 부작용이 너무 큰데?' 그래서 약을 다시 받아왔죠. 덕분에 조금씩 다시 생활패턴이 잡히기 시작했어요.

다리가 휘청휘청했는데 병원에서 잘 조절해주었어요

내가 불면증이 있어서 한숨도 안 자고 뜬눈으로 3일이고 4일이고 지내요. 그러다 처방해준 약을 먹으면 슬그머니 잠들었다 아침에 깨어나죠. 그런데 마약 성분이 포함돼 있어서 그런지 다리가 꼭 술 마신 사람처럼 비틀비틀하면서 걸음을 잘 못 걷곤 했어요. 선생님이 내 상태를 봐가면서 약 효과를 강하게 했다 약하게 했다 조절해주셨어요.

처음에는 나른하고 잠만 잤는데 이제는 적응이 되었습니다

처음 약을 먹었을 때는 낮에도 자고 밤에도 자고 그랬어요. 그렇게 자꾸 몸이 처지니까 견디기가 힘들더라고요. 그런데다 시간이 지나니까 정신이 몽롱해지면서 머리 위에 구름이 잔뜩 낀 것 같은 그런 상태가 오더군요. 그런 멍한 상태가 계속되면서 뭔가를 자꾸 잊어버리게 되고……. 뭔가 집중해서 생각을 할 수가 없었죠. 자꾸 바보가 되어가는 것 같아서 의사 선생님한테 얘기도 안 하고 약을 빼먹었어요.

하루 세 번 약을 먹어야 하는데, 아침과 점심에 약을 빼먹었더니 저녁 무렵에 다시 초조하고 불안한 상태로 돌아가더라고요. 그래서 '약을 먹지 않으면 안 되겠구나.' 싶어서 다시 먹기 시작했죠.

그렇게 약을 먹으면 또 정신이 멍하고 아무 생각도 할 수가 없어져요. 본래 빠릿빠릿했었는데 행동도 느려지고. 그러니까 밥을 해먹는 것도 정말 힘들더라고요. 부양할 가족이 없어서 혼자만 먹으면 되는데도 그것조차 힘들어서 다시 약을 끊어봤어요. 그러니까 다시 지나치게 예민해지고……. 그 뒤로는 어쨌든 약을 꾸준히 먹고 있어요. 오랫동안 적응이 돼서 그런지 이제는 활동하는 게 많이 나아졌습니다.

항우울증제랑 같이 수면제를 복용한 지도 10년이 넘었습니다. 이제는 수면제도 안 들어서 잠을 지속시키는 다른 약을 처방받아서 항우울증제랑 함께 먹고 있어요. 원래 다른 사람보다 신경이 많이 예민해서 그런지 그 약을 안 먹으면 지금도 잠을 못 자요. 다행히 이 약을 먹으면서 많은 도움을 받고 있습니다. 많이 편안해졌고요.

약을 꾸준히 먹고 있지만 나도 모르게 기분이 착 가라앉을 때가 종종 있어요. 그럴 때는 '기분이 안 좋아지려고 하는구나.' 하고 느껴요. 그만큼 내 몸에 대해서 내가 좀 많이 알게 된 거 같아요. 그럴 때는 뭔가 안 좋아서 기분이 가라앉는구나 생각하면서 몸에 맞춰서 생활을 합니다.

처음에는 몽롱했는데
시간이 지날수록 가뿐해졌어요

공무원으로서 민원인을 상대해야 하니까 기억해야 할 게 많죠. 민원인들에 대해서도 많이 알고 있어야 하고요. 그런데 업무 내용이나 내가 만난 사람, 뭐 이런 게 전혀 기억이 안 나는 거예요. 예를 들어 뭘 하나 출력을 하려면 일곱 가지 정도의 과정을 거쳐야 되는데, 그 단계가 전혀 생각이 안 나는 거예요. 매뉴얼을 봐도 모르겠고. 그런데 약을 먹고 치료를 받으니까 머리가 예전처럼 잘 돌아가더라고요.

처음 항우울증제를 3일 동안 먹었을 때는 약 부작용인가 싶을 정도로 약간 취한 것 같기도 하고 몽롱한 것 같기도 하고 그랬어요. 다행히 시간이 지날수록 점점 몸이 가뿐해지는 거예요. 항우울증제를 안 먹었을 때는 몸이 솜 속에 잠긴 것처럼, 팔다리가 완전히 땅에 딱딱 달라붙은 것처럼 꼼짝도 하기 싫었죠.

약을 꾸준히 먹으니까
의욕이 생겨요

약을 꾸준히 먹으니까 머리도 맑아지고, 의욕이 생겨요. 집안일은 둘째 치고, 누워있지 않게 된 것만 해도 기뻐요. 뭐랄까, 누군가 내 몸을 꽁꽁 묶어놨는데 그게 하나둘씩 벗겨지는 그런 느낌이 들더라고요. 그래서 지금도 약을 꾸준히 잘 먹고 있어요. 처음에는 혹시 부작용이 있지 않을까 걱정을 했는데, 전혀 부작용도 없어요.

약 복용 초기에는
축 늘어지는 느낌이었어요

처음 약을 먹었을 때는 앉으면 졸렸어요. 행동도 굼뜨고 일의 능률도 오르지 않고 그래서 민폐를 많이 끼쳤죠. 정확한 일처리가 안 되더라고요. 멍하니 서 있는 때도 많았죠. 빨리빨리 끝내고 밥 먹으러 가야 되는데 나만 축 늘어지는 거예요. 일하는 사람도 몇 명 안 되는데 한 사람이 밥도 안 먹고 우중충한 분위기로 있으면 괜히 신경이 쓰여서 전체적으로 분위기가 가라앉잖아요. 나 때문에 그런 일이 많았을 거예요.

약물 치료를 받고 생활리듬이
조금씩 자리를 잡기 시작했어요

우울감은 아주 없어지지 않았지만 잠을 잘 수 있게 되니까 생활리듬이 조금씩 돌아오더라고요. 잠을 푹 자게 되니까 생각하기 싫은 걸 많이 안 해도 되고, '시간 잘 가서 좋다.'라는 생각도 들고. 기운이 좀 생기니까 밥도 예전보다 한 숟갈이라도 더 먹게 되고, 밥을 더 먹으니까 걸어 다니는 것도 힘이 덜 들죠. 우리 집이 3층인데, 예전에는 힘이 들어서 계단을 한 번에 못 올라갔어요. 좀 올라가다가 한참 쉬고, 심호흡하고 다시 올라가고 그랬죠.

예전에도 이렇게 모여서 일을 하곤 했는데, "야, 우리 뭐 먹자." 그러면 나는 그냥 물이나 마시고 그랬어요. 그런데 이제는 뭐라도 하나 집어먹고 그래요. 덕분에 기운이 조금씩 생기면서 애들한테도 조금 더 신경을 쓸 수 있게 되었죠. '내가 이걸 미처 못 봤었구나, 이걸 못해줬었구나.' 하는 게 조금씩 보이기 시작하고, 마음의 여유도 조금씩 생겼어요.

항상 불안하고 두근두근했는데 약 먹고 효과를 봤어요

약을 먹기 전에는 항상 불안하고, 마음이 두근두근하면서 어쩔 줄 몰랐어요. 그런데 약을 먹고 나서는 조금 나아졌어요. 예전에는 갑자기 '내가 왜 이렇게 사나?' 그러면서 죽고 싶은 마음이 들곤 했죠. 순간적으로 마음이 두근두근하고 어떻게 할 수가 없었어요. 그런데 약을 먹기 시작하면서 나아졌어요. 어쨌든 약을 안 먹으면 다시 그 상태로 돌아가게 되니까 계속 먹고 있습니다.

약물 치료를 받으면서 살림에 재미를 붙였어요

약물 치료를 받으면서 가장 큰 효과를 본 게 살림하는 데 재미를 붙인 거예요. 예전에는 밥도 안 해주고, 반찬도 안 해주고, 청소와 빨래도 엉망이었거든요. 그런데 그게 눈에 들어오더라고요. 팔팔해졌다고 해야 되나? 아이들도 정말 좋아하죠. 내가 음식 솜씨가 없는 편인데도 아이들이 "우리 엄마가 해준 게 제일 맛있다." "최고다."라고 말해주니까 참 좋더라고요.

두 번째 효과는 우리 큰아이나 작은아이를 안 때리게 된 거예요.

약을 먹기 전에는 한 번씩 매를 들곤 했죠. 그런데 상담 과정에서 "일단 아이들을 안 때리는 걸 목표로 삼자." 하고 결심을 했어요. 그런데 그걸 성공하고 나니까 뿌듯함과 함께 '할 수 있다.'라는 자신감이 생기더라고요. 그래서 '이번에는 화 안 내기를 해보자.' 이런 식으로 하나씩 실천해나갔죠.

다른 건 모르겠지만, 약을 먹으면 기운이 차려져요. 예전에는 늘 무기력하고, 아무것도 하기 싫고, 하고 싶은 마음도 없고, 머리도 띵하고 그랬거든요. 그런데 그런 것들이 다 없어진 거죠. 동네 사람들이 우리 아이들 깨끗하게 하고 다닌다고 좋아하고, 예쁘다고 해주니까 그것도 듣기 좋고.

내가 변해서 그런지 남편도 많이 변했어요. 예전에는 집안일에 전혀 신경을 안 썼는데 가끔 설거지도 해주고 빨래도 걷어줘요. 가끔 아이들도 씻겨주고. 그리고 무슨 일 때문인지는 모르겠는데 올해 2월부터는 월급 타서 나한테 100만 원씩 줘요. 무엇보다 좋은 건 얘기가 통하게 된 거예요. 예전에는 무슨 말이든 시키면 화부터 내고 그랬거든요. 그런데 지금은 남편하고 대화를 나눌 수 있게 됐어요.

감정 기복이 확실히 줄었어요

갑자기 눈물이 난다거나 하는 감정 기복은 확실히 준 것 같아요. 그게 약물의 효과였는지, 마인드 컨트롤의 효과였는지는 모르지만. '내가 우선 안정돼야 해.' 이런 생각을 굉장히 많이 했거든요. 어쨌든 약물의 효과는 상당히 컸던 것 같아요. 특히 잠에서 깨자마자 이런저런 생각하면서 계속 울고 그랬는데, 그런 게 많이 준 것 같아요.

수면제를 안 먹고도
잘 수 있다는 게 거의 기적 같아요

약을 먹으면 안정이 좀 되는 편이에요. 주말에 아이랑 같이 있으면 약을 못 먹는데, 그러면 밤에 잠을 못 자고 감정 조절이 잘 안 되고 그래요.

의사 선생님이 약을 처방해줄 때, 나는 신경이 너무 예민해서 처음부터 항우울증제를 먹지는 못한다 그러더라고요. 내가 전문가가 아니라서 잘 모르겠지만, 어쨌든 신경안정제 같은 약을 먼저 처방해준다고 하셨어요. 신경을 건강하게 만드는 약이래요. 그걸 1개월 이상 먹었던 것 같아요. 그러고 나서 항우울증제를 먹었죠.

처음에는 수면유도제를 먹어도 잠이 안 왔어요. 그러니까 수면유도제를 세 알로 늘려주시더라고요. 그런데 그걸 먹으니까 아침에 아예 못 일어나는 거예요. 출근도 못할 정도로 약이 너무 세서. 그랬던 내가 수면제를 안 먹고도 잘 수 있다니, 거의 기적 같아요.

약을 먹다 보니 꾸준히 계속 먹어야겠다는 생각이 들었어요

병이 있음을 스스로 인정하고 약물 치료를 받는 게 중요해요.

인터넷을 많이 보는 편인데, 사람들이 우울증에 대해서 편견을 많이 가지고 있더라고요. 나도 고민을 많이 했죠. 그래도 나는 내 신조대로 했어요. 병에 걸렸다는 걸 스스로 인정하는 게 중요한 것 같아요. 병이 든 걸 인정하지 않으면 약을 먹을 필요가 없잖아요. 하지만 '내가 병이 들었구나. 빨리 나아야겠다.' 하는 생각으로 약을 꾸준히 먹으면 분명 나을 수 있어요. 그리고 조급하면 안 될 것 같아요.

처음 상담을 받을 때 의사 선생님이 약을 반년은 먹어야 된다고 했는데, 나는 속으로 '무슨 약을 그렇게 오래 먹어?' 그랬거든요. 그런데 실제로 약을 먹으면서 보니까 1~2일만 약을 안 먹어도 차이가 느껴지더라고요. 그래서 '내가 아직 완전히 낫지 않았구나. 약을 완전히 안 먹어도 될 때까지는 먹어야 되겠구나.' 그런 생각이 들었죠.

약물 치료 시 나타날 수 있는 부작용은 무엇입니까?

앞에서 말씀드린 대로 우리나라에서 사용하는 우울증 치료용 약물은 약 열 가지 정도이고, 약물마다 부작용이 조금씩 다릅니다. 1990년대 이전에는 삼환계 항우울제라는 것을 사용했습니다. 이 약물은 뇌의 여러 가지 신경전달물질에 동시에 작용하기 때문에 우리가 원하는 치료효과뿐만 아니라 뜻하지 않은 부작용도 상당히 많았습니다. 이런 상황을 바로잡기 위해 1990년대부터 특정 신경전달물질에 선택적으로 작용하는 항우울제들이 개발되었습니다. 대표적인 약물이 흔히 알려진 세로토닌이나 노르에피네프린, 도파민 등입니다. 덕분에 부작용도 상당히 많이 줄었습니다.

하지만 부작용이 전혀 없는 것은 아닙니다. 약물이 뇌에 들어가서 뇌 신경전달물질의 양을 변화시켜주기 때문에 부작용이 생길 수밖에 없는 것입니다.

세로토닌계에 작용하는 항우울제의 대표적인 부작용은 소화기능 장애입니다. 소화기능 역시 세로토닌의 영향을 받기 때문입니다. 또 다른 대표적인 부작용은 성적 기능의 변화입니다. 이에 반해 도파민에 작용하는 약물들은 큰 부작용은 없지만 그 나름의 부작용이 있을 수 있습니다. 예를 들어 불안감이나 초조감을 조금 더 유발할 수 있습니다. 또한 노르에피네프린에 사용되는 약물은 혈압의 변화를 일으킬 수도 있습니다.

우울증 치료제는 또한 장기간 사용했을 때에도 부작용을 일으킬 수 있습니다. 특히 항우울제 치료는 대부분 단기가 아니라 장기적인 치료이기 때문에 부작용에 유의해야 합니다. 항우울제의 장기 사용에 따른 부작용은 대체로 체중이 증가하는 것입니다. 체중 증가는 그 자체가 문제가 아니라 그에 따른 고지혈증이나 혈당의 상승 등이 문제입니다.

일반적으로 앞서 말한 부작용들 때문에 약물 사용을 중단하는 경우는 많지 않습니다. 다른 정신과에서 쓰는 약물에 비해서는 부작용이 상당히 적기 때문입니다.

또 한 가지 강조하고 싶은 것은 일부에서 "정신과 약을 먹으면 의존증이 생긴다. 그래서 끊기가 어렵다." 하면서 그것이 마치 항우울제를 비롯한 정신과 약물의 대표적인 부작용인 것처럼 얘기하는 경우가 많은데, 항우울제의 경우에는 절대 그렇지 않습니다. 보통 치료효과를 보기 위해서는 4~6주간 치료를 해야 하는데, 이처럼 치료효과가 늦게 나타나는 약물들은 의존성이 생기거나 중독성이 있거나 하지는 않습니다.

아주 예민한 일부 환자들이 초기에 한 1주일 정도 약을 끊고 조금 어지럽다거나 머리가 아프다거나 하는 약간의 부작용을 호소하는 경우는 있지만, 흔히 걱정하는 의존성이나 중독성 같은 장기적인 부작용은 결코 없습니다.

02 나를 공감해주는 심리 치료

우울증은 약물 치료와 더불어 심리 치료를 병행하는 경우가 많습니다. 상당수의 환자들은 심리 치료를 받으면서 가장 많은 도움이 되었던 부분으로 자신의 상황과 심정을 누군가 들어주고 공감해주는 것이라고 말합니다. 상담을 통해 자기 자신에 대해 통찰할 수 있으며, 비슷한 경험을 가진 사람들과의 집단 상담을 통해 모델링을 할 수 있는 것도 좋은 점이라고 말합니다. 또한 상담을 통해 자기 자신의 소중함을 깨닫고 자신의 장점을 인지하게 됨으로써 자신감이 생기고 자존감이 높아졌다고 하는 환자도 많습니다.

☐ 내 말을 들어주는 사람이 있다는 게 좋다.
☐ 누군가한테 말을 하는 것만으로도 마음이 홀가분해진다.
☐ 아무 조건 없이 내 이야기를 들어주는 게 고마웠다.

☐ 나 자신에 대해 알 수 있는 기회가 되었다.

☐ 어렸을 때의 내 모습을 보면서 나 자신에 대해 알 수 있었다.

☐ 나의 잘못된 사고방식을 통찰할 수 있게 되었다.

☐ 내가 쓸모없는 사람이 아니라는 걸 깨달았다.

같이 아파해주며 내 말을 들어주는 사람이 있다는 게 좋아요

아침마다 상담받으러 가겠다는 일념으로 청소하고 밥 먹고 그래요. 매일 9시만 되면 상담소로 가죠. 속상한 일 있으면 선생님한테 상담하고……. 그래서 요새는 행복해요. 선생님이 좋은 얘기 들려주고, 같이 아파해주고 그럴 때가 제일 좋아요. 다른 사람한테 내 얘기를 하면 다들 이상하게 생각하니까 아예 말을 안 하죠. 그런데 여기 상담소 사람들은 내 마음을 다 알아주잖아요. 내 말을 들어주는 사람이 있다는 게 좋아요. 이렇게 운동도 할 수 있고요.

누군가한테 말을 하는 것만으로도 마음이 홀가분해져요

심리학으로 대학원 공부까지 한 친구가 "상담을 받으면 도움이 많이 될 거다." 하면서 권했어요. 자기가 직접 상담을 해주고 싶지만 친구이기 때문에 객관적이지 못할 수도 있다며 다른 상담소를 찾아보라고 하더군요. 결혼생활 때문에 힘들어할 때도 두 번이나 남편과 함께 상담을 받아보라고 권유를 했는데 내가 못했죠. 그런데 이제 혼자가 되고 나서 삶이 힘드니까 상담을 받아야겠다는 생각이 많이 들더라고요. 친구 말도 생각나고.

한마디로 상담을 받는다는 건 상담을 통해 정신과 치료를 하는 거잖아요. 어쨌든 나한테는 상당한 도움이 됐어요. 내 이야기를 누군가에게 하는 것만으로도 마음이 많이 홀가분해지고 그랬어요.

누군가한테 속마음을 털어놓으니까 정말 좋아요

상담소를 계속 다니게 될 거라고는 생각하지 않았죠. 그냥 며칠 다니다 말고 여전히 절망에 빠져있을 거란 생각밖에 없었는데, 막상 상담을 하면서 내가 갖고 있는 고민들에 대해서 풀어놓기 시작하니까 기분이 정말 좋더라고요. 상담을 하는 선생님은 생전 처음 보는 사람, 내가 모르는 사람이잖아요. 그런데도 속을 털어놓으니까 굉장히 후련하고 좋았어요. 물론 속이 후련해져도 여전히 힘들긴 하지만, 어쨌든 마음의 짐은 덜어지는 느낌이에요.

내 이야기를 아무 조건 없이 들어주는 것에 감사했어요

우선 내 이야기를 다 들어주고, 그에 맞춰서 말씀도 해주시고 그러니까 어느 순간 감사한 마음이 생기기 시작하더라고요. 아무런 대가도 바라지 않고, 아무런 조건도 걸지 않고 내 얘기를 들어주는 것에 대해 감사했어요.

▍다른 사람의 경험이 나 자신에 대해 알 수 있는 기회가 되었어요

다른 분들과 함께 집단 상담을 거의 2년 동안 했어요. 내가 어렸을 때 얘기도 많이 하고, 엄마의 과잉보호에 관련된 얘기도 하고 그랬죠. 1개월에 한 번씩 모이는데, 거기서 많은 것을 알게 된 것 같아요.

그래서 나는 약물 치료도 중요하지만 크게 심각하지 않으면 집단 상담으로 하는 게 더 좋은 것 같아요. 집단 상담을 하면 다른 사람의 삶도 알게 되잖아요. 그러니까 '저 사람은 나보다 더 심한 상황에서도 잘 견뎠네.' 이런 것도 볼 수 있고 '저 사람은 나랑 상황이 비슷한데 그렇게 했구나.' 이런 걸 보면서 많은 도움을 받거든요. 물론 내 과거 얘기를 하고 피드백을 받는 게 처음에는 좀 어려울 수도 있지만 힘든 것보다는 좋은 점이 더 많았던 것 같아요.

▍어렸을 때의 내 모습을 보면서 내 자신에 대해 알게 됐어요

성경에 근거를 두고 치유하는 프로그램을 하면서 어렸을 때의 내 모습을 볼 수 있었어요. 그러면서 많이 배웠죠. 내 성격이 왜 이렇게 됐는지, 아이한테 왜 화가 났는지. 그렇게 내 자신이 변하고 신앙적으로도 회복이 되면서 우울감에서 많이 해방된 것 같아요. 그때 참 많이 행복하고 감사해하면서 나도 좋아졌죠.

아이가 여섯 살이 되면 유치원을 가잖아요, 그런데 아이가 유치원을 못 가는 거예요. 발길이 안 떨어져서. 유치원에서 우리 아이한테 분리불안이 있다고 그러더라고요. 그때 목사 사모님하고 유아심리에 대한 강의도 듣고, 책도 많이 보고, 공부도 많이 했죠. 그러면서 내가 잘못했던 부분을 알게 된 거예요. '이래서 부모도 교육을 받아야 되는구나.' 생각했죠. 덕분에 그쪽으로 관심을 많이 가지게 되었어요.

이제는 내가 왜 그런 산후우울증을 겪었는지 알 것 같아요. 내가 어린 시절부터 꾹 눌러왔던 것들이 성인이 돼서 우울증 증상으로 폭발하게 된 거죠. 어디에서도 풀지 못했던 것이 그런 식으로 나타난 거라고 하더라고요.

▎내가 부정적인 생각부터 먼저 한다는 걸 알게 되었어요

상담을 하면서 어떤 상황이 닥치면 내가 부정적인 생각부터 먼저 떠올린다는 걸 알았어요. 일반적으로는 스스로에 대해 인식하기 힘들잖아요. 그런데 상담을 하면서 이것저것 적다가 '내가 이럴 때는 이렇게 부정적인 생각을 하는구나.' 하는 걸 알게 된 거죠.

내가 쓸모없는 사람이
아니라는 걸 깨달았어요

가장 큰 비중을 차지하는 것은 아무래도 정신건강증진센터 선생님하고 상담을 하는 거죠. 그 다음으로는 우리 아이가 다니는 지역 아동센터 공부방 활동이에요. 학부모들 위주로 심리 상담도 하고 미술 치료 같은 것도 해줬는데, 그게 제법 큰 도움이 되더라고요. 우리 아이 때문에 공부방 선생님들이 인지학습을 공부하고 계셨는데, 그때 나도 몇 개월 함께 수업을 들어봤거든요. 그것도 많은 도움이 됐던 것 같아요. 말하자면 우리 아이 때문에 이것저것 공부한 게 오히려 나한테 더 많은 치료효과가 있었던 셈이죠.

상담을 받으면서 제일 큰 도움을 받은 것은 무엇보다 내 마음이 편해진 거예요.

이 외에도 나를 위로해주는 게 참 많았어요. 이해해주고 인정해주고, 그러면서 내가 쓸모없는 사람이 아니라는 것, 우리 아이들한테는 내가 없으면 안 된다는 것을 알려줬다고 해야 하나? 그런 게 참 컸던 것 같아요. 그리고 내가 병을 이겨내야 우리 딸도 나을 수 있다는 생각을 많이 가지게 됐어요.

선생님은 나한테 늘 그랬어요. "인상이 좋다." "긍정적이다." "뭐든지 잘할 것 같다." "착하다."

처음에는 그 말이 그냥 의례적으로 하는 얘기라고 생각했는데 자꾸 들으니까 정말 내 자신이 그런 것 같더라고요. 내가 정말 좋은 사람인 것 같고, 그렇게 못생기지는 않은 것 같고, 나도 노력만 하면 잘살 수 있을 것 같고……. 그러니까 나도 모르게 자신감이 생기더라고요.

우울증 전문가의 FAQ

우울증 재발을 막으려면 어떤 방법이 효과적인가요?

환자들을 장기간 추적 관찰해보면 처음 증상이 나타나는 것은 대부분 스트레스 때문입니다. 하지만 일단 증상이 나타나서 치료를 받은 후에는 별다른 스트레스가 없어도 우울증이 재발되는 경우가 꽤 있습니다. 따라서 전문가들은 이렇게 기분 장애가 재발하는 것이 우울증의 일반적인 패턴이 아닌가 하고 생각합니다.

급성기 우울 증상을 치료하는 것은 비교적 치료효과가 좋습니다만, 그것으로 만족해서는 안 됩니다. 이와 더불어 재발을 막는 것이 매우 중요합니다. 육체적인 건강도 건강할 때 지켜야 하듯이 정신적으로 건강할 때 우울 증상이 재발하지 않도록 해야 합니다.

우선 충분히 좋아졌다 하더라도 전문가들이 권하는 만큼 항우울제를 계속 먹는 것이 좋습니다. 얼마나 유지하느냐 하는 것은 의사마다, 전문가마다 조금씩 의견의 차이가 있습니다만 일반적으로 1년 정도는 치료를 계속하도록 권하고 있습니다.

때에 따라서는 세 번, 네 번, 다섯 번 계속 재발하는 환자도 있습니다. 이런 환자들의 특징은 약을 중단하면 바로 재발하는 경향이 있다는 것입니다. 따라서 이런 경우에는 상당히 오랫동안 약물을 계속 복용하도록 권합니다. 급성기에는 약 용량도 많고, 잘 낫지 않으면 여러 가지 약을 같이 병용하는 치료를 하게 돼 있지만 유지요법을 할 때는 소량의 항우울제 또는 간편한 한두 가지 약물로도 충분히 재발을 막을 수 있습니다.

약물 이외에 재발을 막는 방법은 '사이클'을 지키는 것입니다. '기분'이라는 것은 우리가 살면서 접하는 여러 가지 사이클 중의 하나입니다. 좋아지기도 하고 나빠지기도 하고, 올라가기도 하고 내려가기도 합니다. 기분의 사이클에 문제가 생기면 수면의 사이클에도 문제가 생깁니다.

반대로 수면 사이클이 깨지면 기분에서도 그런 것이 나타나게 됩니다. 예를 들어 며칠 동안 계속 밤을 새면 일반적으로 기분이 안 좋아지고 문제가 생기는 게 당연합니다. 따라서 일상적인 생활에서 일어나는 시간과 잠자는 시간을 일정하게 유지하는 것이 우울증 예방에 큰 도움이 됩니다.

사실 현대 사회에서는 자는 시간이 불규칙할 가능성이 많습니다. 자는 시간이 불규칙하면 일어나는 시간도 불규칙해지고, 당연히 수면 사이클도 깨지게 됩니다. 그래서 '수면도 위생'이라는 얘기가 있습니다. 수면 위생 중에 제일 중요한 것은 일어나는 시간을 일정하게 하는 것입니다. 따라서 우울증 초기에 일찍 일어나서 규칙적이고 정상적인 생활을 하면 심하게 나빠지지 않고 쉽게 회복하는 경우도 있습니다.

또 한 가지 말씀드리고 싶은 것은 현대인으로서 피할 수 없는 스트레스를 어떻게 극복하느냐 하는 것이 중요하다는 사실입니다. 특히 자기만의 방법, 자기가 즐기는 방법, 자기가 좋아하는 방법으로 스트레스를 극복하는 것이 좋습니다. 저는 환자들에게 운동을 많이 권합니다. 운동 자체에 항우울 효과가 있다는 것은 이미 동물실험 또는 임상실험에서 입증되었습니다. 종류는 중요하지 않습니다. 동적인 운동이든 정적인 운동이든 자신이 재미있고, 스트레스를 풀 수 있으면 무엇이든 좋습니다. 운동을 하기 싫다면, 스트레스를 풀 수 있는 취미를 한 가지씩 갖는 것도 좋습니다.

03 처음엔 무섭지만
큰 도움이 되는
입원 치료

우울증 환자 중에는 증세가 심해져서 입원 치료를 받는 경우도 있습니다. 처음에는 병원에 갇혀서 정신병을 앓고 있는 환자들과 함께 지내야 한다는 두려움 때문에 폐쇄병동에 대한 거부감이 있지만 입원 후에는 규칙적인 치료와 운동, 다른 환자와의 교류 등을 통해 회복에 많은 도움이 되었다고 말합니다.

☐ 처음엔 병원이 무서웠지만 많이 회복이 되어서 퇴원했다.
☐ 환우들과 함께 운동하고 어울리면서 회복이 빨랐다.

입원을 하니까
생각보다 편했어요

예전에 자살 시도 때문에 강제로 입원한 적이 두세 번 있었어요. 그 다음에는 혀도 말려들어가는 것 같고 손도 까딱 못할 것 같아서 내 스스로 입원을 하려고 어떤 병원을 찾아갔는데, 마치 감옥처럼 생겨서 포기했어요. 그러다 또 저능아처럼 침을 흘리는 증상이 나타나서 결국 내 스스로 다른 병원을 찾아가서 입원을 했죠. 하지만 처음부터 '폐쇄병동'에 가는 건 너무 무섭더라고요. 그래서 우선 일반 병실로 갔다가 나중에 폐쇄병동에 입원을 했어요.

병동에서는 선생님 지시에 따라 공부를 했어요. 금요일마다 정신건강증진센터에 가고, 운동요법이나 사회복귀 훈련, 미술 훈련, 치료 같은 것을 병동 안에서도 받았죠. 또 심리 테스트도 했고. 그리고 의사 선생님의 지시에 따라 지금까지 열심히 약을 먹고 있습니다.

입원을 하고 보니까 생각보다 편해요. 나는 늘 힘들게 번 돈을 잃는 것이 굉장히 두려웠는데 병원에서는 '될 대로 돼라. 설마 죽기야 하겠나.' 그런 생각으로 그냥 지냈어요. 날짜 가는 줄도 모르는 채 환우들하고 함께 웃기도 하고, 그림도 그리고, 책도 좀 보고, 아침 되면 일찍 일어나서 움직이고 그랬어요.

내가 입원해 있던 병원은 입원실만 있는 게 아니라 바깥쪽에 공간도 좀 있고, 공원도 있어서 좋았어요. 경제적인 부분은 좀 힘들고 고통을 받고 있었지만 병원 안에서는 전혀 힘들지 않았어요. 오히려 침을 흘리거나 안절부절못하는 증상이 없어지고, 동공이 풀어지는 것도 좀 없어졌어요. 내 나름으로는 좀 똘망똘망해져서 퇴원한 것 같아요.

환우들과 함께 운동하고 어울리면서 회복이 빨랐어요

고향에 있을 때 병원에 입원을 했는데, 거기서는 우울증을 별로 느끼지 못했어요. 병원에서는 내가 한 3개월 정도 앓았다고 그러더군요. 원장님이 직접 주치의를 맡아주셨는데, 나는 다른 환자들보다 회복이 좀 빨랐다고 하더라고요. 아마 운동을 좋아하기 때문에 그걸로 많이 풀지 않았나 싶어요. 병원이 마치 펜션처럼 되어 있었는데, 밥을 먹고 나면 환자들을 운동장에 내놓고 마음껏 움직일 수 있게 해줬거든요.

처음 입원했을 때보다 많이 좋아졌대요

치료진들이 모두 큰 도움을 줬다고 생각합니다. 그분들뿐만 아니라 주변 사람들도 내가 처음에 올 때보다 많이 좋아졌다고, 성격이 많이 달라졌다고 그래요. 내가 처음 왔을 때는 상당히 까칠했거든요. 사소한 일에도 욱하는 게 좀 있었죠. 그런데 지금은 많이 차분해졌어요.

아직은 병동에만 있고 바깥 생활을 안 해봐서 잘 모르겠지만, 어쨌든 병동에 있는 환우들하고 재미나게 즐겁게 지내다 보니까 많이 달라진 것 같습니다.

CHAPTER
04

치료 후 관리는 혼자 또는 여럿이

01 스스로 할 일을 찾는 자가 관리

우울증 환자들은 재발을 막기 위해 다양한 방법으로 자가 관리를 하고 있습니다. 즐거운 음악을 틀어놓고 춤을 추는 등 활동성이 높은 취미생활을 하거나, 햇빛 속에서 산책을 하기도 하고, 사람들과 어울려서 운동을 하기도 합니다. 명상을 통해 마음을 다스리는 환자도 있습니다.

주변 사람들에게 자신의 속마음을 털어놓고 도움을 요청하면 속이 후련하기도 하고, 생각지도 못한 도움을 받게 된다고 말하는 환자도 있습니다. 특히 주변 사람들로부터의 도움은 환경과 마음의 변화를 일으키기 때문에 우울증 극복에 많은 도움이 됩니다. 때로는 자기 스스로에게 작은 보상을 해주는 환자도 있습니다. 예를 들어 오늘 하루도 잘 버텨낸 자신에 대한 보상으로서 영화를 보러 가거나 맛있는 음식을 먹어 기분 전환을 하려고 노력하는 것입니다.

우울증 환자들은 고립된 생활을 하거나 움직임이 없으면 쉽게 무기력증을 느끼기 때문에 몸을 자꾸 움직이면서 할 일을 찾거나 운동이 되는 일을 찾아서 하는 등의 자가 관리를 하고 있습니다. 이와 함께 재발을 막기 위해 신앙생활을 열심히 하는 경우도 있습니다. 신앙을 통해 영적인 상태를 강화시키고 세상을 살아갈 수 있는 힘과 의지를 얻는 것입니다.

☐ 즐거운 음악을 들으며 운동도 하고 춤도 춘다.
☐ 명상을 하다 보면 '나아진다.' 하는 느낌이 온다.
☐ 걷다 보면 좋은 공기도 마시고 근력도 생기고 마음도 안정된다.
☐ 있었던 일 자체를 그냥 그대로 받아들이려고 한다.
☐ 주변 사람들에게 속마음을 털어놓는다.
☐ 영화를 보러 가는 등 나 자신에게 선물을 준다.
☐ 몸을 자꾸 움직이면서 할 일을 찾아보려고 노력한다.
☐ 청소와 같은 단순하면서도 운동이 되는 일을 한다.
☐ 신앙생활을 통해 살아갈 수 있는 힘을 얻는다.

즐거운 음악을 들으며
운동도 하고 춤도 춰요

선생님한테 지도를 받으면서 운동을 계속하고 있어요. 의사 선생님도, 상담 선생님도 음악을 많이 들으라고 하시더라고요. 그래서 쿵짝쿵짝하는 음반을 몇 개 샀어요. 토요일이나 일요일처럼 상담을 받으러 오지 않는 날은 그 음반을 크게 틀어놓고 혼자서 막 춤을 춰요.

산에 다녀오면 기분이 좋아져요

산에 다니는 게 제일 좋아요. 산책 삼아서 산에 갔다 오면 기분이 정말 좋아지거든요. 가만히 앉았다가도 '내가 왜 이렇게 앉아있지?' 이런 생각이 들면 바로 나갑니다.

명상을 하면서 조금씩 나아진다는 걸 몸으로 느꼈어요

명상의 좋은 점을 뭐라고 딱 하나 꼬집어서 얘기하기는 좀 그러네요. 예를 들어 책을 보면 '내 마음에 어떤 문제가 있었구나.' 하면서 고통의 원인을 파악할 수 있잖아요. 이론적으로 나를 잘 이해할 수 있게 해주는 거죠. 그런데 명상, 즉 인지 치료는 몸으로 이렇게 달라졌어야 한다, 이렇게 달라지고 있다는 걸 느끼게 해주는 것 같아요.

명상을 하는 동안은 호흡에 집중하면서 잡념을 끊어내고 마음 상태를 편안하게 하니까 지금 바로 그 순간의 감정이나 느낌, 기억에만 집중할 수 있어요. 외부적으로 무슨 좋은 일이 있었던 것도 아닌데 명상을 하고 나서 그 다음 날 아침에 눈을 뜨면 '마음에 충만감 같은 것이 느껴지고 편안하다.' 이런 생각이 드는 거죠. 명상 수행하는 사람들은 이런 마음 상태를 유지하려고 계속 명상을 하는 것 같아요. 물론 저도 계속하고 싶어요.

좋은 공기도 마시고
다리에 근력도 생기고 마음도 안정돼요

새벽이나 저녁에 산책 삼아서 고갯마루까지 넘어가면 일단 좋아요. 다리에 근력도 생기고 마음도 좀 안정이 되고요. 그렇게 걷지 않을 때는 자전거를 타죠. 장애인복지관에서 나더러 운동을 하러 오라고 그러더라고요. 나한테 복지카드가 있거든요. 사실 안 그래도 걷는 것과 자전거 타기는 많이 해요.

있었던 일 자체를
그냥 그대로 받아들이려고 해요

내가 제일 중요하다고 느끼는 자가 관리는 돌아오지 않는 시간, 이미 지난 일을 인정해야 한다는 거예요. 나는 지금도 '엄마가 그렇게 해줬더라면, 상황이 좀 달랐더라면 내가 이렇게 오랜 시간 고통을 겪지는 않았을 텐데······.' 이런 마음을 먹고 있거든요. 그걸 인정하고 수용하는 게 중요한 것 같아요. 있었던 일 자체를 그냥 그대로 받아들이는 거죠. 그러니까 '과거를 인정한 상태에서 출발하자.' 그거예요.

또 하나는 피해의식을 벗어나는 거예요. 내가 유달리 피해의식이 강해요. 그런데 거기에만 머물러 있으면 누가 나를 힘들게 한다거나 뭐 어떤 힘든 상황이 올 때마다 '왜 또 나한테 이런 일이 생기나?' 하면서 자꾸 부정적으로 가게 되잖아요. 그래서 피해의식에서 벗어나야 된다고 생각해요. 사실 피해의식이라는 것도 남 탓을 하는 거잖아요.

주변 사람들에게 속마음을 털어놓아요

아주 가볍게나마 계속 우울증이 있었는데, 그래도 버틸 수 있었던 건 내 얘기를 아무한테나 막 하는 스타일이기 때문이 아닐까 싶어요. 그렇게 얘기를 하면서 힘을 좀 덜었다고나 할까? 내가 너무 힘들다는 걸 내 스스로 알고 있고, 그걸 내 입으로 "내 상태가 너무 힘들어." 얘기하고, 그러면서 '그래, 힘들어도 어떻게든 이겨내야겠다!' 하는 의지를 가지니까 이렇게 살 수 있는 것 같아요. 안 그랬으면 정말 막말로 약 먹고 죽었겠죠.

주변 사람들에게 도움을 요청하니까 길이 열려요

까만 봉지에 귤 몇 개 담아 와서 챙겨주는 것. 별것 아닌 것 같지만 제게는 그게 정말 따뜻하게 느껴졌어요. '누군가 나를 챙겨주는구나.' 하면서. 정말 외로웠거든요.

예전에도 기도를 하기는 했지만 내가 마음을 닫고 있으니까 몰랐던 거죠. 그러다가 내가 마음을 열고 "제 얘기 좀 들어주실래요?" "저를 위해서 기도 좀 해주실래요?" 이러면서 얘기를 털어놓으니까 길이 열리더라고요. 한 분씩, 내게 도움을 줄 수 있는 분을 찾아주시거나 적어도 내 얘기를 들어주고 공감해주실 분을 소개해주시기도 했죠. 때로는 아이들하고 놀아주면서 상담해주실 분을 소개받기도 했어요. 그래서 지난해는 점점 이렇게 마음의 평화를 찾아가는 그런 시기였던 것 같아요.

내 우울증을 주위 사람들에게 알렸습니다

병원을 찾아오니까 의사 선생님이 협박 아닌 협박을 하더라고요. "병원에 입원할래요? 아니면 통원 치료 받을래요?" 무서웠어요. 그래서 바뀌어야겠다는 생각을 많이 했죠.

나는 무조건 아침 9시면 기상을 해요. 아무리 피곤해도 그 시간에 일어나요. 그리고 아침에 한 시간씩 독서를 해요. 덕분에 조금 더 감성이 풍부해지고 생각이 깊어지는 것 같아요. 지식도 넓어지고.

유통 쪽 일을 하니까 사람들을 많이 만나요. 하루에 적어도 300명 정도? 그렇게 여러 사람을 만나면서 나름대로 사람을 대하는 방법을 터득했어요. 그게 관리가 아닌 관리가 되더라고요.

우선 사람들을 만나는 그 자체가 좋아요. 그때만큼은 우울증을 잊을 수가 있거든요. 그리고 손님들이 막 비속어나 욕을 쓸 때는 '나는 저렇게 되지 말아야지.' 하면서 스스로 노력하고요. 제일 중요한 건 내가 우울증에 걸렸다는 걸 그 사람들한테 알리는 거예요. 다들 그러더라고요. 나 같은 사람이 없었다고. 우리 사장님의 아버지 말씀으로는 "나 우울증 환자예요. 알코올 중독도 있고 도벽도 있어요." 하고 말하는 사람이 없었다는 거죠. 우울증에 걸리면 무조건 병원에 입원해야 되는 줄 알았대요.

이렇게 주위 사람들한테 우울증을 알리니까 나름대로 관리가 되더라고요.

나 자신에게 선물을 줘요

가끔 혼자서라도 영화를 보러 가요. 요즘엔 휴대폰을 좋은 걸로 바꾼 덕분에 뮤직비디오도 실컷 보고, 영화 사이트 가입해서 영화도 실컷 볼 수 있어요. 물론 돈은 좀 들지만. 때로는 나 자신한테 기프트콘을 선물하기도 해요.

맛있는 음식을 먹으려고 노력해요

우울증 진단을 받고 나서부터 '어떻게 하면 빨리 치료를 받고 나을 수 있을까?' 그 생각밖에 없었어요. 노력도 많이 했죠. 물론 노력해도 안 되는 경우가 있지만요. 점점 더 침체의 늪에 빠져드는 것 같은 생각이 들 때는 편안한 신발을 신고 무작정 걸었어요. 빨리 걸으면 고혈압 때문에 힘드니까, 천천히 걸었죠. 광화문에서 청계천 7가까지 갔다 오면 한 시간 40분에서 두 시간 정도 걸려요.

그리고 가능하면 맛있는 음식을 먹으려고 노력해요. 식욕이 당겨서가 아니라 '약을 먹고 건강해지기 위해서는 잘 먹어야 된다.' 하는 합리적인 생각 때문이에요. 아들이 건강하게 잘 자라줘서 참 고마워요. 아들을 위해서라도 내가 끝까지 씩씩하게 잘사는 모습을 보여줘야 하니까 요즘은 특히 노력을 많이 하고 있어요.

사실 내가 한 번 죽었다 살아났는데, 그때는 부모님과 자식 때문에 갈등을 많이 했어요. 그러고는 아무리 힘들어도 부모님보다 먼저 가는 삶을 살아서는 안 되겠다고 결심했죠.

몸을 자꾸 움직이면서 할 일을 찾아보려고 노력해요

굳이 자려고 애쓰면 머리가 더 많이 아파요. 그럴 때는 차라리 왔다 갔다 하면서 몸을 많이 움직이려고 애써요. 옛날 어른들이 흔히 '종종걸음 30리'라는 말씀들을 많이 했는데, 실제로 집 안에서 움직여도 활동량이 적지 않더라고요.

박스 테이프 들고 다니면서 온 집안의 머리카락 떼어내기, 죽은 개미 떼어내기 등을 하다 보면 어느새 날이 새요. 옷 정리를 하고, 항아리도 윤기 나게 닦고……. 찾아서 하려고 작정하면 할 일은 천지죠. 그러다 '내가 오늘 하루 종일 한 끼도 안 먹었구나.' 하는 생각이 들면 새벽이든 낮이든 밥을 해서 먹어요. 물론 그냥은 안 먹죠. 예쁜 그릇 꺼내놓고, 냉장고에 있는 음식 한두 가지라도 예쁘게 담아서 먹어요.

전단지 나눠주기나 청소와 같은 운동이 되는 일을 하고 있어요

매일 운동을 해요. 하루 한두 시간 정도 일부러 걷죠. 그러다 일이 있으면 하고, 없으면 그냥 걷고. 전단지 나눠주는 일은 특히 운동 삼아 걷는 데 참 좋은 것 같아요.

그리고 청소일 좀 시켜달라고 부동산 같은 데다 얘기를 많이 해뒀어요. 부동산 찾아다니는 것도 걷는 일이고, 그러다 일이 생기면 운동 삼아 할 수 있으니까 더 좋죠.

내가 왜 청소를 선택했느냐 하면 우선 표시가 나는 게 좋아서예요. 크든 작든 청소를 한 공간은 티가 나잖아요. 그러면서도 무슨 큰 책임을 지는 일은 아니고요. 또 굳이 심각하게 머리를 쓰지 않아도 되는 육체노동이라는 게 좋아요. 운동이 되니까요. 지저분했던 게 깨끗해지면 성취감도 있고, 누구한테든 잘난 척할 필요도 없고, 남을 속일 필요도 없고……. 또 내가 주부니까 기본적으로 청소 정도는 해봤잖아요. 그래서 청소를 택한 거죠.

부지런히
일을 하고 있어요

나한테 사기를 친 사람에 대한 미움이 너무 커서 자다가도 가슴이 아팠어요. 꿈속에서도 그 사람을 계속 만나곤 했죠. 그러다 어느 정도 시간이 지나니까 조금씩 버릴 건 버려지고, '지금 이 순간 나한테 가장 중요한 건 뭔가?' 그런 생각을 하게 되더군요. 애들하고 그날그날 웃으면서 맛있는 거 사먹고 그러면서 지내다 보니까 시간이 훌쩍 가더라고요.

본래 통역을 했었는데, 1개월에 한 건 있을까 말까 하는 일만 가지고는 밥 먹고 살기 힘들잖아요. 그래서 설렁탕집 아르바이트부터 집 근처에서 하는 아르바이트 자리는 다 적어왔어요. '설렁탕집은 집에서 가까우니까 해도 될 것 같고, 또 다른 가게는 걸어갈 수 있으니까 해도 될 것 같고······.' 하면서 여기저기 알아봤죠. 그러다 아는 사람들한테 "나 취직 좀 시켜줘." 이런 식으로 얘기를 해놓으면 어디선가 또 연락이 오고, 그러면 가서 일하고 그렇게 살고 있어요.

신앙을 통해
살아갈 수 있는 힘을 얻어요

어떻게 표현해야 할지 모르겠는데, 영이 약해져 있는 상황에서는 그 마음도 아주 약해져요. 불안하고, 우울하고. 그러니까 누가 한마디를 해도 상처를 받았어요. 그런데 기도를 통해서 영이 강해지면, 누가 무슨 말을 해도 나를 위해서 하는 말로 들려요. '나를 책망하는구나.' 하면서 상처가 되고 화가 나는 것이 아니라 '정말 나를 위해서 저런 말을 해주는구나.' 하면서 긍정적으로 받아들여지는 거죠.

본래 영이 약하고 기도가 안 되던 사람도 기도를 하면 영이 조금씩 강해지잖아요. 그러면서 '더 기도해야 되겠다.' 하고 단계를 밟아갈 수 있는 힘이 생기더라고요. 하지만 영이 약해져 있을 때는 그냥 그 자리에서 널브러져요. 예를 들어 '난 못해, 안 돼!' 이러다가도 '그래도 해야 돼!' 하면서 의지를 발동하면 이만큼 영이 강해지거든요. 그러면 한 계단 더 올라갈 수 있는 힘이 생기는 거죠. 그러면 힘이 '1+1'이 되니까 또 한 계단을 올라갈 수 있는 힘이 생기고······.

그렇게 조금씩 내 안에 있는 어둠이 물러가고, 우울함도 없어지고, 막막하고 힘없고 무기력한 것들이 조금씩 무거운 옷을 하나씩 벗는 거죠. 그러면서 몸도 마음도 가벼워지는 것 같아요.

성서와 종교서적을 읽다 보면 편안해집니다

나는 성서에서 하나님께서 주신 생명을 내 맘대로 끊으면 안 된다고 배웠어요. 다시 말해서 하나님을 믿는다고 하면서 자신의 생명을 마음대로 하면 안 되는 거죠. 그래서 '그건 안 돼!' 하면서 나를 다스리는 편입니다. 말하자면 '아무리 힘들어도 자살은 안 해!' 하는 거죠. 그러고는 종교서적과 성서를 많이 읽어요. 그렇게 읽다 보면 마음이 편안해져요.

우울증 전문가의 FAQ

환자와 가족이 일상생활에서 주의해야 할 것은 무엇인가요?

일상생활에서 주의해야 할 점은 우선 급성기와 회복기, 유지기로 나눠서 생각해볼 수 있습니다. 먼저 유지기 때는 재발을 막기 위해 환자와 보호자가 여러 가지 활동을 같이하는 게 좋을 수 있습니다.

급성기 시기에 특히 주의할 사항은 환자를 위로한다고 "이건 정신의 문제다." "네가 정신을 똑바로 차리면 되지 않느냐." 또는 "마음을 확고하게 먹으면 된다."라는 식으로 얘기해서는 안 된다는 겁니다. 잘 알다시피 우울증 환자들이 마음을 확고하게 먹지 않는 건 결코 아닙니다. 정신적으로 나약한 것도 아니고요. 때로는 정신적으로 아주 강한 사람도 우울증에 걸릴 수 있습니다. 따라서 이런 충고를 받으면 '남들은 다 극복한다는데 나는 역시 안 되나 보다. 난 정신이 나약한가 보다.' 이렇게 생각하거나 더욱 비관적이 되는 경우가 많습니다.

또한 급성기 시기의 환자들에게 말씀드리고 싶은 건 우울증은 누구나 겪을 수 있다는 것, 혼자 극복하기 어렵다는 점을 잊지 말아달라는 것입니다. 가능하면 빠른 시간 내에 전문가의 도움을 받아야 합니다. 아울러 급성기 시기 환자의 가족들한테 말씀드리고 싶은 것은 성급한 조언이나 충고를 삼가달라는 것입니다. 그보다는 환자의 이야기를 들어주는 게 더 중요합니다. 그것이 환자의 괴로움을 조금이나마 덜어주는 길입니다.

급성기와 유지기 사이의 회복기도 마찬가지입니다. 회복기에 조심해야 할 것은 '이제 좋아졌으니까.' 하면서 방심하고 조기에 약물을 중단하는 일입니다. 회복기란 완치가 된 상태가 아니라 큰불은 꺼졌지만 잔불이 남아있기 때문에 언제든지 다시 우울증이 재발할 수 있는 상태입니다. 따라서 회복기에도 급성기나 유지기와 마찬가지로 전문가와 지속적으로 상의하고 치료를 받아야 합니다.

이와 더불어 회복기 환자의 가족들에게 말씀드리고 싶은 것은 자살에 대한 위험성입니다. 우리나라의 경우는 아니지만, 외국의 어느 데이터에 의하면 우울증으로 고통을 받는 환자의 약 10퍼센트는 자살을 시도하거나 실제 자살로 생을 마감한다고 합니다. 따라서 환자가 무엇을 힘들어하는지 충분히 들어주고, 조금이라도 자살에 대한 위험성이 보인다면 즉시 전문가와 상담을 해주시기 바랍니다.

자살을 해야겠다는 생각은 매우 순간적인 것이고 우울증을 치유하고 나면 없어집니다. 다시 말해서 그 시기만 잘 넘어가면 생활에 문제가 없지만 그 시기를 제대로 넘기지 못할 경우 자칫 불행한 결과를 가져올 수도 있다는 이야기입니다.

02 가족과 모임 같은 지지그룹의 도움

 우울증 환자에게 가족은 가장 큰 힘이 되는 지지그룹입니다. 가족을 통해 위로를 받거나 힘을 얻기도 하고, 가족을 위해 우울증을 극복해야겠다는 강한 의지를 불태우기도 합니다.
 함께 신앙생활을 하는 사람이나 환우 모임 등을 통해 만난 사람도 우울증 환자들에게 큰 도움이 되는 지지그룹 중 하나입니다. 비슷한 경험을 했거나 공통된 생각이 많은 사람들끼리 모여서 서로 이해받고 마음을 나누면 생활의 활력을 느끼게 됩니다.
 때로는 평소 알고 지내던 사람으로부터 자신도 몰랐던 장점에 대해 칭찬을 받아서 자신감이 생기는 경우도 있고, 주변 사람들에게 뜻하지 않는 도움을 받는 경우도 있습니다.

- ☐ '역시 부부밖에 없구나.' 하는 걸 느낀다.
- ☐ 가족들이 끝까지 나를 포기하지 않았다.
- ☐ 아이가 아니었다면 우울증을 이겨내기가 힘들었을 것 같다.
- ☐ 며느리와 마음을 터놓고 지낸다.
- ☐ 성당 교우들이 의지가 된다.
- ☐ 아이들 친구의 엄마들과 보내는 시간이 생활의 활력이 된다.
- ☐ 편안하고 공통된 주제가 있는 사람들을 만난다.
- ☐ 사람 때문에 다쳤지만, 따뜻한 사람들 때문에 행복하다.
- ☐ 장점을 찾아 칭찬해준 선생님 덕분에 자신감이 생겼다.
- ☐ 작은 도움 하나가 정말 따뜻하게 느껴졌다.

애들이 가장 큰 위로가 돼요

글쎄요, 애들이 가장 큰 힘이 되는 것 같아요. 작은애보다는 큰애가 나를 많이 도와주죠. 동생은 자기가 잘 돌보고 있으니까 걱정하지 말라면서 "엄마 힘내!" 그래요. 그러면서 아픈 거 빨리 나으라고 편지를 많이 써주더라고요.

남편을 보면서 '역시 부부밖에 없구나.' 하는 걸 느껴요

우리는 주말부부예요. 남편은 월요일에 내려가서 금요일에 올라오죠. 그러니까 매일 전화해서 "괜찮냐, 어떠냐?" 하고 물어요. 내가 처음 공황장애 때문에 미쳐버릴 것 같은 상태가 되었을 때는 막 울더라고요. 어떻게 할 줄을 몰라서. 그때 목사님한테 전화해서 기도 좀 해달라고 그랬어요. 애 아빠가 본래 경상도 남자라 매우 무뚝뚝한 편인데 오죽했으면 그렇게 울었을까 싶어요.

　내가 병을 앓으면서 남편이 많이 변했어요. 안 그래도 나한테 잘하기는 했지만 화를 좀 잘 내는 성격이었거든요. 그런데 지금은 거의 화를 안 내요. 전부 나한테 맞춰주려고 그래요. 어떤 면에서는 내가 아픈 게 오히려 약이 되는 것 같아요. 그러면서 역시 '부부밖에 없구나.' 그런 걸 느꼈어요.

가족들이 끝까지 나를 포기하지 않았어요

모두 날 떠난 줄 알았어요. 그런데 끝까지 포기하지 않았더라고요. 특히 동생들이. 내 곁을 떠났던 첫째 동생도 "내가 너무 잘못했어." 그러면서 돌아왔어요. 그때 "오빠가 너무해서 그런 거지, 네 잘못은 아니다." 그러면서 풀었어요.

　주치의 선생님이 항상 그러시는데 그 병원에 있는 환자 중에 내가 제일 행복한 사람이래요. 대부분의 환자들이 오갈 데도 없고 가족들이 버린 사람들이거든요. 이혼을 하고 자기 자식도 제대로 못 만나는 사람들이 거의 99퍼센트인데, 나는 오히려 피곤할 테니까 오지 말라고 해도 막내 동생이 1주일에 한 번씩 꼭 오니까요. "뭐하려고 그리 오냐?"고 하면 "형하고 밥이라도 한 끼 하려고." 그래요.

가족에게 듣는 위로의 말이 큰 도움이 되었습니다

제 아무리 친한 친구라도 "나 이래서 우울증을 겪고 있어. 너 우울증에 대해서 아니?" 이렇게 얘기할 수는 없잖아요. 내가 유일하게 터놓고 지내는 사람이 시누이에요. 시누이의 시누이가 우울증을 앓고 있어서 약도 먹고 치료도 받고 있다 그러더라고요. 그래서 시누이랑은 가끔 얘기를 하죠. 다행히 시누이가 많이 깨어있는 사람이라 나한테 좋은 얘기를 많이 해주려고 노력하는 편이에요.

결국엔 사람이 문제더라고요. 사람한테 당한 상처지만, 나는 다행히 시댁 식구들하고 친정 식구들 덕분에 오히려 행복한 편이에요. 그건 정말 다행인 것 같아요. 만약 그러지 않았다면 나는 벌써 죽었을지도 모르겠어요. 시누이부터 시어머니, 시아버지, 동서, 형님, 남편, 아들까지 가족 모두가 사람한테 받은 상처를 감싸주었죠. 가족한테 듣는 위로의 말이 큰 도움이 됐어요. 인터넷? 그런 건 그냥 필요한 지식을 얻는 것뿐이죠.

아이가 아니었으면 우울증을 이겨내기가 힘들었을 거예요

죽고 싶다는 생각을 참 많이 했죠. 어떻게 죽을까 고민도 많이 했고. 그런데 아들 때문에 이겨낸 것 같아요. '내가 죽으면 아들은 어떻게 되나? 외할아버지나 외할머니는 연세가 많은데, 혹시 내가 죽으면 아들은 고아처럼 되는 게 아닌가?' 그런 생각이 많이 들었죠. 죽을 생각을 하다가도 아들 생각을 하면서 포기했어요.

아이가 아니었다면, 우울증을 벗어나려는 노력도 안 했을지 몰라요. 예전에 애한테 막 화내고 짜증냈던 것도 우울증 때문이란 걸 알고 나서 '우울증을 고치고 나면 전에 못해줬던 것, 구박하거나 심하게 했던 것을 전부 상쇄시킬 만큼 따뜻하게 해주지 않을까?' 하는 생각이 들어서 이겨내려고 노력을 많이 했죠.

부모님과 아이를 생각하면 힘이 납니다

약을 먹고 있지만 약 기운에만 의존하지 않으려고 힘을 내고 있습니다. 아침에 일어났을 때 날씨가 흐리면 '이렇게 집 안에 우울하게 앉아있으면 안 되지. 동네라도 한 바퀴 돌자.' 그러고 나서서 운동화에다 편안한 복장으로 마냥 편하게 걸어요. 그러다 '오늘은 왜 이렇게 몸이 늘어지면서 세상 살기가 싫지?' 그런 생각이 들면 나름대로 또 정리를 하게 되죠. '안 돼. 아직 부모님이 생존해 계시잖아. 아이가 이번에 늦깎이로 대학에 입학을 했으니까 등록금도 준비를 해야 되잖아. 이번 학기 등록금은 다행히 준비를 해줬지만 다음 학기 등록금도 해줘야지.' 하면서 여기저기 아르바이트를 찾아서 일을 하고 있어요.

며느리와 서로 마음을 터놓습니다

마음을 터놓을 데가 없었는데, 지금은 며느리하고 서로 마음을 터놓고 지내요. 나는 며느리가 나하고 똑같은 인생을 살까 봐 많이 도와주는 편이에요. 물론 조건은 며느리하고 나하고 비교할 수 없지만, 나하고 똑같은 입장이라고 생각해요.

사실 며느리는 나와 한집에 같이 살면서 모든 걸 다 봤죠. 그랬기 때문에 며느리는 "어머니, 제가 잘할게요." 하고 말해요. 그러면 저도 "그래, 내가 시어머니가 아니라 선배로서 얘기하는 건데, 이럴 때는 이렇더라. 저럴 때는 저렇더라." 하면서 이야기를 주고받곤 하죠.

성당 교우들이 의지가 돼요

종교의 힘이라고 해야 할까요? 마음으로 기댈 곳이 있으니까 좋아요. 성당 교우들과 그렇게 친한 건 아니지만, 그래도 성당에 가면 반겨주는 사람들도 있고 뒤풀이도 함께 가고 그래요. 술도 예전처럼 폭음을 하는 건 아닌데도 한두 번 그런 모습을 보여줬더니 그

뒤로 성당 언니, 오빠들이 내가 술 먹는 걸 제지를 하거나 조절을 해주더라고요. 그게 좋아요. 적당히 술 먹고 집에 돌아오고, 성당 생활하고…….

애들 친구 엄마들하고 함께 보내는 시간이 생활의 활력이 돼요

휴직을 하고 나서 탁구도 치고, 교회 언니 만나 성경도 보고 그러면서 많이 회복이 되었어요. 그리고 애들 친구 엄마들이랑도 많이 만났죠. 사실 예전에는 그렇게 우르르 모이는 게 상당히 안 좋아 보였는데, 만나보니까 그게 생활의 활력이 되더라고요. 만나서 쓸데없는 수다를 떨기도 하지만 때로는 내 내면의 얘기도 하고 그랬죠. 본래는 아이들이 친구들이랑 어울리게 하려고 만나기 시작했는데, 나한테도 많은 도움이 됐던 것 같아요.

편한 주제, 공통의 주제를 나눌 수 있는 사람들을 만나요

얘기하기 편한 사람, 공통 주제를 가진 사람들을 만났죠. 요즘은 어린이집 엄마들을 만나고 있어요. 예전에는 내 성격이 아주 나빴어요. 그런 모임들을 할 때도 뭔가 목적이 있었던 것 같아요. 학생회도 그렇게 하다가 상처를 받고 나서는 그런 걸 아예 다 끊어버렸죠. 그 다음에 만난 사람들이 직장 동료 아니면 대학 친구 등등이에요.

고등학교 친구들하고는 자주 못 만나죠. 한두 번씩 전화로 안부를 묻다가 그마저도 끊어지고, 학생 때 나하고 마음을 나눴던 사람들은 대부분 운동을 같이했던 사람들인데 그 친구들하고도 이제는 연락이 다 끊어졌어요.

그러면서 마음 편하게 얘기를 나눌 수 있는 사람들을 만나고 싶었는데, 어린이집 엄마들이 나한테는 제일 편했어요. 그리고 올해 취직을 하면서 직장맘 모임 같은 데도 나가고 있어요. 애기들 나이가 똑같은 엄마들 모임도 있고. 어쨌든 같은 고민을 가진 사람들을 만나면 신나게 수다를 떨 수 있잖아요. 우울증을 극복할 정도까지는 아니지만 지금의 나한테 많은 도움이 되는 것 같아요.

교회 친구들의 따뜻한 관심으로 회복이 되었어요

친구를 통해서 교회를 다시 가게 됐어요. 어릴 때 교회를 다니다가 중학생이 되면서 안 다니게 됐거든요. 그러다 아이를 데리고 친구 따라 교회에 갔는데 그렇게 마음이 편할 수가 없는 거예요. 그러면서 만약 정말로 하나님이 계신다면 우리 아이도 나도 태어나게 하신 이유가 있을 것 같았어요.

그렇게 한 주 걸러 한 번씩, 1개월에 두세 차례 다니면서 교회 친구들이 조금씩 생겼죠. 그 친구들이 수시로 와서 반찬도 해주고 그랬어요. 일요일에는 교회에서 밥을 먹었던 것 같아요. 아무튼 그렇게 교회를 다니면서 조금씩 회복이 됐죠.

가끔 목사님들도 신방을 와주셨는데, 엄마하고는 다른 그런 관심이 정말 좋았어요. 그 따뜻함이. 권사님이나 집사님들이 수시로 와서 기도도 해주시고 얘기도 해주시고 그러면서 힘든 것을 조금씩 벗어날 수 있었던 것 같아요. 여전히 우울할 때도 있지만, 교회를 다닌 덕분에 예전보다는 많이 나아졌어요.

사람 때문에 마음을 다쳤지만
따뜻한 사람들 덕분에 행복해요

큰 도움은 아닐지라도 하다못해 "어디서 쌀이 좀 생겼어요." 하면서 10킬로그램짜리 쌀을 가져다주시는 분도 있었고, "감자 먹을래?" 하고 전화해주시는 수녀님도 계셨어요. 그래서 '아직은 따뜻한 사람도 있구나. 사람 때문에 마음을 다쳤지만 또 사람 때문에 이렇게 나아가는구나.' 이런 생각을 많이 했어요. 그러면서 '아, 행복하다.' 하는 생각도 가끔 했죠.

아이들 선생님이 제 장점을
얘기해줘서 자신감이 생겼어요

애들이 크니까 컨트롤이 잘 안 돼요. 특히 큰애는 초등학교 3학년이 되면서 고집이 더 세져서 자기 뜻대로만 하려고 해요. 그런데 방과후교실 선생님이 이런 걸 다 물어봐주시더라고요. 그러다 나중에는 애기 아빠 때문에 힘들다는 얘기까지 다 하게 됐어요.

언젠가 그 선생님이 나한테 그러시는 거예요. "어머니는 힘들다,

힘들다 그러셔도 참 힘이 있는 것 같아요. 엄마로서, 여자로서." 그래서 난 그런 게 전혀 없다고 손사래를 쳤죠. 그랬더니 아니래요. "어머니가 어떻게 방출해야 될지를 몰라서 그런 거지, 분명히 에너지가 넘쳐요. 그러니까 조금만 도움을 받으면 금방 일어설 수 있을 거예요." 그렇게 얘기해주시더라고요.

집에 와서 많은 생각을 했죠. '그렇게 내가 에너지가 넘치는 사람이었나?' 실제로 나는 선생님한테 얘기를 할 때도 파이팅 넘치게 말을 하는데, 그런 모습을 많이 봐서 그런지도 모르겠다는 생각이 들더라고요. 그리고 죽을 만큼 힘들고 아파도 책임감 같은 것 때문에 어떻게 해서든 필요한 일은 다 해놓거든요. 그게 바로 엄마의 힘이 아닐까 싶었어요.

언젠가 놀이 치료 선생님이 아빠를 한 번 만나봤는데, 아빠는 애들 데리고 놀이 치료는 못 시킬 것 같다고 그랬대요. 그러면서 "어머니 아니면 누가 애들 데리고 와서 이런 놀이 치료를 시켜주겠어요?" 하더라고요. "어머니가 힘이 있으니까 애들 데리고 와서 시켜주고, 가고 하는 거 아니에요?" 하는 거죠.

맞긴 맞는 것 같아요. 아니 맞아요. 나는 그렇게 할 수 있는 사람이죠. 그렇게 선생님의 말씀이 큰 도움이 됐어요.

우울증에서 재발이란 어떤 증상을 말하는 것입니까?

우울증은 환자들마다 증상이 조금씩 다릅니다. 또한 어떤 환자한테서 나타나는 우울증 증상은 대부분 일정한 패턴을 가지고 있습니다. 예를 들어 주로 불면증을 겪는 우울증 증상을 경험한 환자의 상태가 좋아졌다가 재발을 하면 다시 불면증을 겪는 비슷한 패턴으로 나타나게 된다는 것입니다. 따라서 우울증 증상을 한 번이라도 경험해보신 분은 '재발'이 어떤 것인가를 분명하게 느낄 수 있을 것입니다.

그런데 문제는 많은 환자들이 '이번에는 그냥 넘어갈 수 있지 않을까?' 하고 생각하면서 그냥 지나치거나 재발 사실을 부정하기 때문에 우울증이 더 심해지는 경우가 많다는 것입니다. 하지만 재발이 나타난 초기에 적극적으로 치료를 하면 더욱 빨리, 손쉽게 우울증을 극복할 수 있습니다. 예를 들어 입원을 하지 않고 외래에서 끝날 수도 있습니다. 따라서 우울증도 재발 증상이 나타날 때 적극적으로 대처하는 게 상당히 중요합니다.

재발이란 결국 초기 증상이 다시 나타나는 것이고, 이런 증상이 하루 이틀이 아니라 1주일, 2주일 이상 지속되면 재발을 의심해야 됩니다.

또 한 가지, 우울증 증상이 아주 자주 나타나는 경우도 많습니다. 치료를 해서 좋아졌는데 금방 다시 재발하고, 금방 또 다시 재발하고 하는 거죠. 또는 우울증 증상이 계절을 타는 경우도 있습니다. 봄마다 나빠지는 환자도 있고, 겨울만 되면 우울해지고 힘들어지는 환자도 있습니다.

만일 우울증의 재발이 어린 나이 때부터 계속된다면 그것은 단순한 우울증이 아니라 기분의 사이클을 조절하는 데 상당한 문제가 있는 것입니다. 이런 경우에는 우울증만이 아니라 조울증의 가능성도 생각을 해보아야 합니다.

조울증은 자기 사이클대로 기분이 수시로 바뀌는 것이기 때문에 단순한 우울증보다는 재발 빈도가 훨씬 많고, 계절을 타는 경우도 조금 더 많습니다. 보다 어린 나이에 많이 발생하는 것도 특징입니다. 또한 우울증에 비해 유전력도 더 강합니다. 만일 집안에 조울증이나 우울증 환자가 상당히 많고, 재발이 심하고, 어린 나이부터 정신적으로 힘들어한다면 조울증의 가능성이 있으므로 반드시 전문가와 상의해보시기 바랍니다.

03 새로운 희망은 재발 방지의 에너지

우울증 환자들은 대체로 우울증 치료를 마친 뒤 하고 싶은 미래의 계획들을 많이 가지고 있습니다. 이런 계획들은 우울증 환자에게는 새로운 희망이자, 재발을 방지할 수 있는 에너지원이 되기도 합니다.

- ☐ 심리치료사가 되고 싶다.
- ☐ 요양보호사를 준비 중이다. 그것만 생각하면 힘이 난다.
- ☐ 마음이 아픈 사람들이 모일 수 있는 공간을 마련하고 싶다.
- ☐ 친정엄마를 모시고 해외여행을 다녀오고 싶다.
- ☐ 여러 나라의 언어를 배워서 해외에 취직하고 싶다.
- ☐ 외롭지 않게 살았으면 좋겠다.

심리치료사가
되고 싶어요

나중에 심리치료사가 되고 싶어요. 그리고 나처럼 가정폭력이나 아동학대, 학교폭력, 성추행, 성폭력 같은 걸 겪은 피해자들을 위해 무료로 봉사를 해주고 싶어요. 돈을 버는 것도 중요하지만 돈 없는 사람들이나 나처럼 겉으로는 안정돼 보여도 마음은 지옥에 있는 사람들을 도와주고 싶어요.

요양보호사로 활동하려고
준비하고 있어요

복지사님이 요양보호사가 제일 나을 거라고 추천해주셨어요. 병원에 가서 간병을 하는 게 아니라 집으로 찾아가서 한두 시간 일하면 되거든요. 그러면 우리 애들도 돌볼 수 있을 것 같아요. 사실은 나도 생각은 하고 있었죠. 그런데 마침 그런 얘기를 나누고 있을 때 복지관에서 취업 안내문이 나왔어요. 뭔가 딱딱 맞아떨어진 거죠. 다음 주에 신청서를 쓰려고 해요. 지금, 조금씩 자신감이 생기면서 막 웃음도 나고, 힘도 나고 그래요.

마음이 아픈 사람들이
모일 수 있는 공간을 마련하고 싶어요

내가 우울증을 이겨낼 수 있을지 모르겠지만, 나중에 마음이 아픈 사람들이 커피도 마시고 그러면서 서로의 아픔을 도란도란 나누는 공간을 하나 마련하고 싶습니다. 다행히 내가 그림도 그리고 피아노도 좀 치고 그러거든요. 지금은 바리스타 교육을 받고 싶어요. 조금은 할 줄 알지만 그래도 좀 더 잘 아는 사람한테 배우고 싶어요. 어차피 국가에서도 그런 기준을 가지고 있겠지만, 우리는 적어도 여든에서 백 살까지 건강하게 살아야 되잖아요. 그런데 환갑을 넘겨서 아무도 써주지 않으면 어디로 가겠어요? 그런 사람들끼리 모여서 책도 읽고, 스포츠 댄스도 출 수 있는 그런 공간을 한번 만들어보고 싶어요. 비싼 돈 안 들이고도 할 수 있을 것 같아요.

친정엄마 모시고 해외여행을 다녀오고 싶어요

지금은 시간 여유만 많고 경제적인 여유는 없지만, 언젠가 돈을 좀 넉넉하게 모아서 친정엄마 모시고 해외여행을 다녀오고 싶어요. 친정엄마가 해외여행을 한 번도 못 가봤거든요. 친정아버지가 엄마한테 싱가포르 구경시켜주겠다고 약속을 하셨는데, 그 약속을 못 지키고 돌아가셨어요. 내 몸이 좋아지면 엄마 모시고 전국일주도 해보고 싶고요.

 엄마도 이제 칠순이 다 되셨으니까 여생이 얼마 남지 않았잖아요. 게다가 녹내장에 걸려서 눈도 안 좋고, 치아도 없어서 음식을 못 씹어 드세요. 지난번에는 상한 음식을 제대로 골라내지 못해서 몇날 며칠을 고생하셨대요.

 사실 여행은 두 번째고 첫 번째 목표는 엄마 눈 고쳐드리고, 치아 해드리는 거예요. 그 다음으로 전국일주, 그리고 해외여행을 시켜드리고 싶어요. 참, 집도 한 채 새로 마련해드리고 싶어요. 지금 살고 계시는 집은 옛날 한옥이라 너무 춥거든요. 한겨울에도 기름값 아낀다고 기름보일러를 안 트세요. 물도 커피포트에 데워서 쓰시거나 찬물로 세수를 하고. 정말 돈이 뭔지······. 엄마 친구들은 엄마만 그렇게 사는 게 아니고 동네 사람들이 다 그렇게 산다고 하시지만 그런 걸 볼 때마다 가슴이 너무 아파요.

지난번에 친정 갔을 때 농담 삼아 그랬어요. "돈만 있으면 엄마하고 엄마 친구들 한 빌라에다 모셔놓고 다 함께 사시도록 했으면 좋겠다." 그게 내 꿈이에요.

여러 나라 언어를 배워서 해외에 취직하고 싶어요

외국어를 좋아하니까 여러 나라 언어를 배우고 싶어요. 그렇게 외국어를 배워서 해외에서 취직도 하고 싶고요. 외국어 말고 지리도 좋아해요. 이번 수능도 지리를 선택했는데, 지리 공부를 하다 보니까 세계 여러 나라들에 대해 많이 배우게 되고, 세계 문화에 대해서도 많이 배우게 되더라고요. 어렸을 때부터 지도책 들고 나라 이름이나 수도 이름 외우면서 놀고 그랬어요.

우리 가정을 남들보다
더 행복하게 가꾸고 싶어요

내 꿈은 행복해지고 싶다는 것 그것밖에 없어요. 아이들도 남보다 더 잘 키우고 싶고, 우리 가정도 남보다 더 행복하게 가꾸고 싶어요. 잠깐이지만 나도 그런 생각을 해요.

이제는 돈을 좀 벌고 싶어요.
내 인생을 살아야 하니까요

돈을 좀 벌고 싶어요. 돈이 너무 없거든요. 젊었을 때는 너무 돈 욕심을 안 부렸어요. 남편이 주식을 한다면 다 줘버릴 정도로 남편을 믿고 사랑했죠. 그런데 오십이 다 되어가는 지금 남은 건 전세방 하나예요. 이젠 돈 욕심이 나네요. 애들 대학 졸업시키고, 직장 보내고, 결혼시키고 나면 내 인생을 살아야 되잖아요. 그러면 집이나 가꾸면서 복지관에 봉사활동이나 다니고 싶어요. 그게 내 소원이에요. 그 희망 하나 가지고 살고 있어요.

요양보호사 자격증을
따놓았어요

처음에는 중독 치료사가 되고 싶었어요. 너무 잘 아니까. 종사자들도 많이 알고 있고. 사람 다루는 일을 제가 잘해요. 그래서 상담사 같은 걸 하려고 했죠. 그리고 요양보호사도 한번 해볼까 하고 원장님께 이야기해서 요양보호사 자격증도 따놨어요.

> **우울증 전문가의 FAQ**
>
> ## 우울증의 예후는 어떠합니까?
>
> 정신과 질환은 아주 심한 것부터 아주 가벼운 것까지 매우 다양합니다. 우울증은 전체적으로 본다면 그중에서 가벼운 쪽, 즉 좋은 쪽에 속합니다. 좋은 쪽에 속한다는 것은 우울증을 극복하고 나면 본래 자신의 기능을 거의 100퍼센트 회복할 수 있다는 얘깁니다. 앞에서 약물에 의한 치료율이 50퍼센트라고 했지만 2차 약이나 병행요법, 기타 여러 가지 치료를 같이 겸하면 거의 80~90퍼센트는 회복됩니다.
>
> 극단적으로 얘기하면 우울증은 치료를 하지 않아도 좋아집니다. 우울 증상이라는 게 평생 가는 건 아니거든요. 하지만 전문가들이 볼 때 치료를 안 하면 평균적으로 9개월에서 12개월 정도는 계속 우울하게 됩니다. 문제는 그 9~12개월 동안 아무것도 못하면서 자살 위험도 커진다는 거죠. 그래서 치료를 해야 됩니다.
>
> 흔히 우울증은 마음의 병, 마음의 감기라고 얘기합니다. 이 말은 곧 조현병이나 조울증 등 다른 정신질환에 비해서 흔하게 걸리는 병이기도 하지만 쉽게 회복되고 본래의 기능을 거의 100퍼센트 회복할 수 있는 질환이라는 뜻입니다.

CHAPTER 05

우울증을 이겨낸 사람들의 일상생활

01 관계의 변화

우울증을 치료하고 난 뒤 환자들은 가족관계의 변화를 많이 느끼곤 합니다. 가족의 소중함을 다시 깨닫는 계기가 되기도 하고, 가족 사이의 대화가 증가하거나 서로를 대하는 태도가 변화하는 경우도 있습니다.

많은 우울증 환자들은 우울증을 치료하기 전 자녀와 관계가 어려워지는 경우가 많다고 이야기합니다. 신경이 예민해지고 정서가 불안해지기 때문에 자녀 양육이 힘들어지는 경우가 많은데, 치료를 끝낸 뒤 바람직한 관계 변화를 경험했다고 이야기합니다. 이와 더불어 자녀의 문제 행동이 사라지는 경우도 많습니다.

☐ 가족의 사랑이 최고라는 걸 깨달았다.
☐ 남편의 행동이 달라졌다.

- ☐ 내가 한 발 물러서면 된다는 걸 깨달았다.
- ☐ 아이한테 짜증내는 횟수가 줄었다.
- ☐ 내가 안정이 되니까 아이 문제도 좋아졌다.
- ☐ 이제는 딸하고 친구가 되고 싶은 마음이 든다.

옛날엔 가족끼리 말도 안 했는데
치료 후 대화가 많아졌어요

일단 가족들끼리 대화가 많아졌어요. 옛날엔 말도 안 했죠, 그냥 누워만 있고. 이제 조금이라도 대화를 나눌 수 있게 됐다는 게 제일 중요한 것 같아요. 그러니까 애들도 말이 많아졌어요. 나는 원래 스킨십하고 애정표현을 되게 잘하는 사람이었는데, 작년에는 그런 게 하나도 없었죠. 모든 게 다 귀찮고 그랬으니까. 오늘부터는 다시 대화도 하고 뽀뽀도 하고 그러려고 해요. 하지만 큰애는 내가 만지고 그러는 걸 엄청 싫어해요. 남자애라.

가족의 사랑이
최고라는 걸 깨달았어요

사실 우리 친정하고 시댁은 극과 극이에요. 시댁은 너무너무 가난하고 친정은 평생 먹고살 만큼 재산도 있고 연금도 있는 중산층이거든요. 그런데 친정은 돈은 있는데 늘 불안하고, 시댁은 돈이 없는데도 모이면 웃음소리가 끊이질 않아요. 가난하지만 서로 어떻게든 단돈 만 원이라도 서로 돕고 살려고 그래요. 그걸 보면서 '돈이 정말 전부가 아니구나. 돈이 있으면 편하긴 하겠지만 돈보다 가족의 사랑이 최고구나.' 하는 걸 느꼈어요. 우울증 치료하면서 깨달은 게 바로 그거예요.

우울증 치료를 계기로 남편의 행동이 달라졌어요

내 생각에는 아마 내가 자살을 하려고 했던 것과 항우울증제를 먹는 걸 뒤늦게 알게 되면서 남편이 마음을 좀 바꾼 것 같아요. 우리 아이가 다니는 공부방에서 아빠들의 모임이 있었는데, 거기 가서 듣고 배운 게 영향을 받은 것도 있고, 교회에서 하는 아버지 학교를 갔다 와서 또 달라졌고요.

예전에는 남편이 한 회사를 몇 달도 못 다녔어요. 조금 지나면 그만두고, 조금 지나면 그만두고 그랬죠. 그러다 언젠가 한번 팀장을 맡았는데, 아이가 "우리 아빠는 팀장님이다." 하면서 자랑을 하고 다녔거든요. 그때 '우리 아이가 저렇게 자랑을 하는구나. 내가 제대로 일을 해야 되겠구나.' 그런 생각을 했던 것 같아요. 늦게까지 일하고, 일찍 출근하고 그러면서도 불평이 별로 없었어요. 그러면서도 주말 되면 아이들하고 놀아주고, 아이들 데리고 어린이대공원도 갔다 오고. 시장도 같이 가고……. 하여튼 굉장히 많이 달라졌어요.

그리고 내가 무슨 얘기를 하면 "아, 그래?" 그러면서 들어줘요. 예전에는 무슨 일이든 아예 의논 자체가 안 됐는데 요즘은 뭘 의논하자 그러면 "그렇게 하자." 그래요.

아버지에게 잘해드리고 있어요

아버지에게 계속 잘해드리고 있어요. 벌써 아버지 연세가 50대가 넘었는데, 솔직히 말해서 내가 언제 또 아버지를 이렇게 좋아하게 될지 모르잖아요. 그래서 "아빠 좋아한다." 또는 "내가 아빠 미워한 거 아니다."라고 계속 말해주고 있어요. 아버지는 되게 좋아하시죠.

내가 한 발 물러서면 된다는 걸 깨달았어요

결국 상대가 못 바꿀 것 같으면 내가 바꾸면 된다고 생각해요. 물론 그건 내 생각일 뿐이죠. 가족들 입장에서는 혹시 나와 다를 수도 있지만 어쨌든 나는 한 발 물러서려고 해요. 가족들을 미워하기는 싫으니까요.

이제야 가족의 사랑이 뭔지 알 것 같아요

예전에는 엄마가 그냥 화를 내다가 어느 순간 폭발하고 그랬던 적이 많았죠. 아무 이유 없이. 그런데 지금은 엄마가 참으려고 노력하시고, 나를 먼저 다독여주려고 하시고, 용기를 북돋아주려 하시고 그래요. 이제야 사랑이 뭔지 알 것 같아요. '이게 부모님의 사랑이구나. 이런 걸 내가 어렸을 때부터 받아왔는데, 그걸 몰랐구나.' 그걸 지금은 알 것 같아요. 나는 그게 목말랐거든요. 그런 사랑을 받으니까 마치 꿈 같아요.

아이한테 짜증내는 횟수가 줄었어요

9월부터 12월까지 항우울증제를 안 먹었으면 아마 나는 미쳤을 거예요. 항우울증제라도 먹었으니까 이렇게 살았지, 못살겠더라고요. 입원을 세 번, 총 20일 동안 했어요. 너무너무 힘들더라고요.

그런데 이제는 우리 아이가 아파서 잠을 못 자요. 어젯밤부터 지금까지 열이 계속 나고요. 자면서 적어도 다섯 번 이상을 깼죠. 그런데도 짜증이 안 나는 거예요. 옛날에는 한 번만 중간에 깨도 아이한테 막 화를 냈거든요. 내가 너무너무 힘들었으니까. 그런데 지금은 거의 3일 동안 못 잤는데도 '우리 아이가 너무 아파서 저러는구나.' 하는 안타까운 마음뿐 짜증이 나거나 그러지 않아요.

내가 안정이 되니까 아이 문제도 점차 좋아졌어요

내가 상담을 받으러 나온 것 자체가 우리 아이가 그만큼 좋아졌다는 얘기예요. 예전에는 내가 잠시만 어딜 나가려고 해도 "엄마 가지 마!" 하면서 막 울고불고 난리가 났죠. 자기 내버려두고 나간다고.

그걸 좀 고쳐보려고 하다가 내가 상담을 받게 됐죠. 그런데 내가 상담을 받고 변하니까 아이도 변하더라고요. 이제는 내가 어디를 갔다 오든 말든 "엄마, 마음대로 가." 아니면 "엄마 어디 갔다 왔어?" 그래요.

이제는 딸하고 친구가 되고 싶어요

내가 우울증이라는 걸 알기 전에는 그냥 힘들었어요. 지금 생각해보면 아주 힘든 상황이었는데, 우울증인 줄도 모르고 그냥 그게 내 인생인가 보다 하면서 받아들이고 살았죠. 그런데 이렇게 치료받고 좋아지니까 그때 내가 얼마나 힘들었는지, 어떻게 그 생활을 견뎠는지, 나 자신이 불쌍하기도 하고 안타깝기도 하고 그래요.

지금은 '내가 진작 치료를 받았으면 훨씬 좋은 시간을 보내지 않았을까? 우리 애한테도 더 잘해주지 않았을까?' 그런 생각을 해요. 내가 힘든 걸 딸한테 풀었던 것 같아요. 지금은 어떻게 하면 딸하고 좋은 관계를 유지하나, 그런 생각을 해요. 딸하고 친구가 되고 싶은 그런 마음이랄까?

전에는 딸애의 얘기를 들어줄 여력이 없었어요. 애가 와서 뭐라고 얘기하면 그게 귀에 안 들어오고 무시해버렸죠. 근데 지금은 될 수 있으면 힘들어도 참고 들어주고 "그래, 그랬구나." 그러면서 대화가 좀 되는 편이에요.

"엄마가 때려서 많이 아팠지?" 하고 사과를 했어요

예전에는 아이를 많이 때렸어요. 그런데 지금은 나도 모르게 매를 들었다가도 내려요. 설사 잘못해서 한 대라도 때렸을 때는 금방 '이게 아닌데, 선생님하고 약속했는데…….' 하면서 후회를 하죠.

처음에는 아이를 때리는 횟수가 많이 줄었고, 그 다음에는 안 때리게 됐어요. 때리고 나서도 아이한테 정식으로 사과를 했고요. 처음에는 사과하는 게 너무 창피하고 자존심 상해서 못했죠. 그래도 결국 하게 되더라고요. "엄마 본심은 아니었는데, 엄마가 아프다 보니까 나도 모르게 때렸네. 많이 아팠지? 미안해. 앞으로는 엄마도 안 때리려고 노력할게. 엄마가 만약 매를 들면 엄마한테 얘기해 줘. 엄마가 약속을 지킬 수 있도록 도와줘." 그랬죠.

그런 식으로 하다 보니까 진짜 노력하게 되고, 그렇게 약속을 지키게 되니까 성취감도 있고 보람도 있고 내 자신이 너무 뿌듯해지더라고요, 할 수 있다는 자신감도 생겼죠. 지금은 생각 자체가 매우 긍정적으로 바뀌었어요.

우울증에 대한 사회적인 편견은 어느 정도입니까?

우리나라, 많이 좋아졌습니다. 예전에 비해 정신과 문턱이 상당히 낮아졌죠. 정신과에 대한 국민들의 인식이 많이 개선되었기 때문이라고 생각합니다. 최근에는 학회 입장에서 문턱을 더욱 낮추기 위해서 '정신과' 대신 '정신건강의학과'라고 개명을 했습니다. 본래 '정신'이라는 말은 나쁜 말이 아닌데 '정신분열병'이라는 별로 좋지 않은 이름 때문에 인식이 많이 안 좋아진 것 같아요. '정신이 분열됐다.' 듣기에도 안 좋잖아요? 그래서 정신분열병이란 말도 조현병이라고 바꿨습니다.

앞에서도 말씀드렸지만 우울증은 '마음의 감기' 같은 병이고, 치료만 받으면 본래 기능을 100퍼센트 회복할 수 있습니다. 그런데 우울증 치료를 받고 있다는 사실을 밝히면 오히려 사회적으로 불이익이 간다거나 혹은 자신의 기록이 다른 곳으로 퍼지지나 않을까 하는 것이 두려워 치료를 받지 않는 환자들이 상당히 많습니다.

우리나라 정신질환 실태조사에 의하면 우울증 치료가 필요한 환자의 약 4분의 1 정도만이 치료를 받고, 나머지는 그냥 넘어간다고 합니다. 물론 그냥 넘어갈 수도 있지만 자칫하면 상당히 불행한 결과를 가져올 수도 있습니다. 그래서 반드시 치료를 받도록 권하고 싶습니다.

바로 앞에서 말씀드린 대로 정신과 의사들이나 전문가 집단에서는 사회적 편견이나 제도적인 문제 등을 개선하기 위해 많은 노력을 하고 있습니다. 사회적 편견에 대해서는 대중매체에서 우울증을 너무 이상하게 묘사하지 않도록 권하고 있고요.

앞으로는 분명히 지금보다 많이 좋아질 거라 생각합니다.

흔히 정신질환은 딱 한 가지이고, 매우 위험한 병이라고들 생각하는데 사실 정신과적 병은 200가지가 넘습니다. 그중에 하나가 우울증이고, 정신분열병에 해당되는 조현병도 있고요. 그렇다면 조현병 환자가 더 위험할까요? 절대 그렇지 않습니다. 연구 결과에 의하면 조현병 환자가 일반인에 비해 더 폭력적이거나 전과가 많지는 않은 것으로 나타났습니다. 따라서 조현병 환자에 대한 사회적 편견은 빠른 시일 내에 깨져야 합니다.

02 전문가의 도움, 주변과의 소통

우울증으로 치료를 받아본 환자들은 반드시 전문 치료기관의 도움을 받아야 한다고 조언합니다. 병원에서 정확한 진단을 받은 다음 의사의 처방에 따라 전문적인 치료를 받는 것이 우울증을 극복하는 가장 빠른 길이라는 것입니다.

이와 함께 다른 사람들과 자주 만나 자신의 고통과 어려움을 털어놓는 소통과 교제가 중요하다고 말합니다. 특히 비슷한 경험을 가진 사람과 고통을 나누다 보면 고립된 생활에서 벗어날 수 있고, 우울증 극복에 도움이 되는 방법을 듣는 경우도 많기 때문입니다.

감사할 줄 아는 긍정적인 마음을 유지하고, 자기 자신을 소중히 여기는 마음을 갖는 것이 필요하다고 이야기하는 환자도 있습니다.

뿐만 아니라 우리 사회가 우울증 환자에게 관심을 갖고 그들이 극단적인 선택을 하지 않도록 돕고 치료를 권유해주는 것이 필요하다고 말합니다.

- ☐ 반드시 전문기관에서 치료를 받아야 한다.
- ☐ 우선 병원에 가서 자신의 상태를 정확하게 진단받는 것이 좋다.
- ☐ 병을 숨기고 병원에 안 가면 더 큰 화를 당할 수 있다.
- ☐ 조기에 병원 치료를 받는다면 미래가 달라질 수 있다.
- ☐ 혼자 해결하려 하지 말고 주변 사람들과 고통을 나누라.
- ☐ 주위 사람들에게 나의 우울증을 알리는 것이 좋다.
- ☐ 자신의 내면을 많이 개방할수록 치료가 빠르다.
- ☐ 감사하고 행복한 마음을 유지하는 것이 중요하다.
- ☐ 우리 사회가 우울증 환자들에게 관심을 가져주어야 한다.

반드시 전문기관을 찾아서 치료를 받으세요

상담만 받고 약은 안 먹더라도 병원에는 꼭 갔으면 좋겠어요. 의사를 믿건 안 믿건 혹은 의사한테 화를 내건 욕설을 퍼붓건 얘기를 좀 나눠봤으면 좋겠다는 거죠. 아니면 심리치료사를 찾아가서 상담이라도 꾸준히 받으면 낫지 않을까 싶고요. 어쨌든 우울증으로 고민하는 사람이라면 심리치료사든 정신과 의사든 찾아가서 꾸준히 치료받고, 더 이상 그런 도움이 필요 없을 때 치료를 중단해도 늦지 않으니까요.

사실은 나도 정신과 의사한테 상처를 몇 번 받아서 힘들었지만, 그렇게 상처를 받더라도 자기를 100퍼센트 믿어주고 자기 애기를 잘 들어주는 의사나 심리치료사를 만나서 치료를 받았으면 좋겠어요.

가장 중요한 것은
전문기관의 도움을 받는 거예요

나는 지금 우울증에서 완전히 벗어난 상태는 아니지만, 만약 지금도 병원에 가서 치료를 받지 않고 있다거나 '자살'이라는 단어를 생각하면서 혼자 고민하고 있는 분이 있다면 바로 전문기관의 도움을 청하라고 애기하고 싶어요. 늘 우울한 기분으로, 무기력한 상태로 집에만 계시는 분들에게 가장 중요한 것은, 정신건강증진센터나 개인병원을 찾아가는 거예요. 특히 누가 봐도 우울증에 걸린 걸 알 수 있을 정도의 감정 상태라면, 어떤 스트레스 같은 것에 노출될 경우 더 힘들어질 수 있거든요.

'병원' 그러면 우선 비용 부분을 생각하지 않을 수 없을 거예요. 사실은 저도 그랬죠. 그런 분들은 우선 국가에서 치료비를 지원해 주는 보건센터 같은 곳을 찾아보세요. 상담 비용이 전혀 안 드니까, 우선 여기에서부터 어떻게 치료를 할지 방향을 잡아가는 게 좋을 것 같아요. 나도 그렇게 시작을 했어요.

우울증 상태가 되면 스스로 극복할 수 있는 힘이 없잖아요. 그래서 더더욱 병원을 먼저 찾아가서 도움을 청할 필요가 있는 것 같아요.

우선 병원에 가서 자신의 상태를 정확하게 진단받는 게 좋겠어요

일단 병원에 가서 자기가 어떤 상태인지를 알았으면 좋겠어요. 내가 우울증이라는 걸 잘 몰랐을 때, 연예인들 자살 기사가 많이 나왔거든요. 그때 내가 그랬어요. '왜 죽어? 돈도 많으면서. 나는 돈 없어도 이러고 사는데, 왜 죽는 거야?'

나도 솔직히 병원에 가는 게 싫었어요. '정신병원' 그러면 쇠창살이 먼저 생각나고, 누구나 안 좋게 생각하잖아요. 근데 막상 가서 속 시원하게 내 얘기를 털어놓고 그러니까 전혀 거부감이 안 드는 거예요. 나중에는 병원 가는 게 자연스러워지더라고요.

정신과 의사라면 '정신에 관한' 전문의잖아요. 나 스스로는 내가 어떤 상태인지 잘 몰라도 전문의는 내 얘기를 듣고 그걸 알 수가 있는 거죠. 그러니까 고민만 하면서 가만히 있지 말고 병원에 가서 도움을 받았으면 좋겠어요.

나도 병원의 도움을 안 받았으면 어떻게 됐을지 몰라요. 그나마 이 병원 저 병원 정신과 선생님들과 복지사 선생님이 나를 잡아주셨죠. 그래서 끝까지 치료를 해낼 수 있었다고 생각해요. 그런 걸 봐도 가만히 있는 것보다 자기가 먼저 손을 내밀고 '나, 도움 좀 받았으면 좋겠어.' 하는 게 나은 것 같아요. 그러면 정말 다들 도와주시거든요. 처음에는 나도 그걸 몰랐죠. 나를 도와줄 사람이 많다는 걸.

▍병을 숨기고 병원에 안 가면 더 큰 화를 당할 수도 있습니다

이런 인터뷰를 하는 이유는, 내가 경험한 것을 널리 알리고 우울증에 걸린 분들에게 자신의 병을 빨리 털어놔야 된다고 알려주고 싶어서예요. 대부분 우울증이라고 하면 심각한 정신병인 줄 알고 숨기거나 '나는 아니야.' 하면서 병원에 안 가려고 하거든요. 그런데 십 몇 년 동안 겪어본 결과 그렇게 고집을 피우다가는 더 큰 화를 당하게 된다는 걸 알게 되었죠.

▍반드시 병원에서 치료를 받아야 합니다

우울증이 있는 사람들은 되도록 많은 사람을 만나 얘기를 듣는 게 좋아요. 그렇게 얘기를 나누다 보면 '나도 그래.' 그러면서 한 마디 할 수도 있고, 뜻하지 않은 도움도 받을 수 있어요.

그런데 우울증에 걸렸다 그러면 의외로 가족들이 병자 취급을 하면서 주변과 차단을 시키는 경우가 많더라고요. 나는 그러면 안 된다고 생각해요. 오히려 '나는 우울증 환자야.' 하고 인정을 한 다음 자신을 바꾸기 위해 노력을 해야 된다는 거죠.

물론 힘들죠. 그래도 그냥 그렇게 사람도 아닌 것처럼 방 안에 처박혀 있다가 죽어가는 것보다는 박차고 일어나서 뭔가 노력을 하는 게 낫다고 생각해요. 운동을 하거나 하다못해 놀이터에라도 나와 앉아있으면 사람들도 만나게 되고, 그러다 보면 얘기도 몇 마디씩 주고받게 되겠죠. 물론 그게 말같이 쉽진 않아요. 왜냐면 몸도 정신도 안 따라주니까. 그럴 때는 가까이 있는 가족이 좀 도와줬으면 좋겠어요. 마음에 뭔가 조금이라도 도움이 되고 힘이 되는 말들을 해주면서 '나도 뭔가 할 수 있어. 그래, 나는 우울증을 고칠 수 있어.' 하고 용기를 불어넣어줬으면 좋겠습니다.

우울증을 치료받기 위해 병원에 가면 일단 등록이 되는데, 그걸 걱정하는 사람들이 많더라고요. 사실 내 딸도 아직 어린앤데, 그렇게 등록을 시키려니까 마음이 영 내키지가 않더라고요. 하지만 나는 병을 고치는 것 이외에 다른 건 생각하지 않았습니다. 그래서 몇 년이나 병원에 안 간다고 버티는 애를 달래서 내가 직접 데리고 갔죠. 세상 사람들이 내 딸을 어떻게 볼지 모르지만, 나는 내 딸이 치료받고 건강해지는 게 더 중요하다고 생각해요.

병 때문에 이상한 상태로 죽어가는 것보다 치료받고 건강해져서 올바른 사람으로 생활하는 게 더 나은 것 아닌가요? 그래서 내 딸도 친구들한테 자기가 우울증 치료를 받고 있다고 다 얘기해요. 나는 그걸 나쁘다고 생각하지 않거든요. 실제로 우리 딸애가 많이 좋아졌으니까요.

우울증은 혼자 가지고 있지 말고 주변에다 얘기도 하고, 치료도 받을 수 있으면 받는 게 좋아요. 기록에 남는 걸 두려워할 필요는 전혀 없어요. 중요한 것은 내가 완전히 나아서 건강하게 생활하는 거니까요. 참 그리고 주변에 계신 분들도 우울증에 걸린 분들한테 도움을 많이 줬으면 좋겠네요.

조기에 병원에서 치료를 받으면 미래가 달라질 수 있습니다

우울감이 있는데다 알코올 중독도 있는 분들 있잖아요. 그런 분들한테 이 말씀을 꼭 해드리고 싶어요.

그분들은 분명 무슨 일이 있어서 그 외로움 때문에 술을 드시기 시작했을 거예요. 나는 어렸을 때 왕따를 당해서 그때부터 우울감이 있었거든요. 그래서 스스로 외향적으로 바꾸려고 계속 노력을 했어요. 덕분에 겉으로는 상당히 외향적으로 보이게 됐는데, 사실은 아직도 내향적이에요.

병원에 입원해서 치료를 받는다고 그게 다 해결되는 건 아니잖아요. 먼저 생각을 바꾸면 좋겠어요. 알코올 중독과 함께 우울증을 앓는 환자들은 술에 의지해서 문제를 해결하려고 하거나 '내 우울감도 언젠가 없어지겠지.' 하고 미루지 말고 스스로 병원을 찾아서 약물 치료부터 받았으면 좋겠어요.

특히 10대 환자들 있잖아요. 알코올 중독과 우울증을 앓고 있는 10대 환자들한테 딱 한 마디만 할게요. "꼭 치료받으세요. 꼭!"

나는 다행히 조기 치료를 받아서 성공한 케이스지만 학생들이 이렇게 친구들하고 어울려서 술을 마시다 보면 계속 안 좋은 습관들을 배우고, 그러다 보면 술에 의해 망가질 수도 있어요. 평생 알코올 중독자로 사느냐 아니냐 하는 것이 지금 선택에 달린 거죠. 그러니까 어떻게든 꼭 조기 치료를 받았으면 좋겠어요.

자기 안에 머무르지 말고
사람들을 많이 만나세요

아이가 있는 분이라면, 아이를 생각해서라도 상황을 극복하려고 많이 노력해야 될 것 같아요. 내가 보기에는 많이 움직이는 것, 특히 운동이 참 좋은 것 같아요. 만일 병원 가기가 꺼려진다면 먼저 정신건강증진센터 같은 데를 찾아가서 상담을 받아보는 게 좋을 것 같아요. 그리고 많은 사람들이랑 어울리는 게 좋아요. 자기 안에만 머무르지 말고 사람들을 많이 만나다 보면 많은 도움이 될 것 같아요.

혼자 해결하려고 하지 말고
주변 사람들과 고통을 나누세요

무슨 문제든 혼자 해결하려고 하지 않았으면 좋겠어요. 사실은 나도 그랬지만. 다른 사람한테 의지를 하라는 게 아니라 터놓고 이런저런 얘기를 하다 보면 나 스스로 해결책을 찾을 수도 있고 다른 사람의 도움을 받을 수도 있는데, 나 혼자 해결하려고 하면 오히려 문제가 더 커지거나 꼬이기도 하고 그런 것 같아요. 아니면 이렇게 넋두리처럼 털어놓다 보면 어느새 그 문제가 처음 생각한 것처럼 크지 않게 느껴질 수도 있고요.

설사 그 문제가 해결이 안 되더라도 비슷한 경험을 한 사람의 얘기를 들으면 '어머, 내 문제는 저 사람한테 비하면 아주 작은 거였네' 하는 생각이 들 수도 있죠. 어쨌든 중요한 것은 혼자서 땅굴을 파고 계속 들어가지 않았으면 하는 거예요.

언젠가 나도 "이제 바닥 치면 올라간다, 바닥 치면 올라간다." 하다가 좀 지나니까 더 바닥, 좀 더 지나니까 더 바닥 그러다 "지하 30층까지 파고 들어왔어요." 한 적이 있거든요. 그럴 때는 올라갈 기력도 없죠. 올라가봐야 또 깜깜한 지하일 것 같고, 올라가봐야 뭘 하겠나 싶기도 하고.

'이렇게 하루하루가 똑같이 재미없고 힘든 세상이라면 차라리 내일 안 일어났으면 좋겠다.' 그런 생각이 드는 거예요. 어떨 때는 '큰 트럭 같은 게 뒤에서 탁 한방에 박고 지나갔으면 좋겠다.' 하는 생각까지 했죠. 처음에는 도로를 건널 때마다 그런 생각을 했는데, 그게 아니더라고요. 그냥 내 얘기 들어주고 공감해주는 사람만 만나도 어느 정도는 해결이 되는 것 같고, 그렇게 얘기를 들어주는 사람한테는 더 많은 얘기를 하게 되고……. 그렇게 조금씩 사람들을 만나게 되더라고요.

우울증이라는 게 사람 때문에 마음의 문이 닫히는 거잖아요. 하지만 그 문을 여는 것도 결국은 사람인 것 같아요. 사람 때문에 앞으로 나아갈 수 있는 거고. 혼자 사는 세상이 아니니까 그런 게 있어야 될 것 같아요.

혼자 있지 말고 주변 사람들과 대화를 많이 나누세요

우울증은 화병이나 스트레스 때문에 생기는 병이니까 일단 마음이 편하면 그런 병이 안 와요.

　우울증의 신호가 오면 아무것도 하고 싶지가 않아요. 애 밥도 차려주기 싫다니까요. 애가 아무리 배고프다고 졸라도 배달 음식을 시켜주면 시켜줬지 내가 차려주고 싶진 않아요. 그리고 누워만 있고 싶고 자고만 싶고 그래요. 처음 시초가 그랬죠. 그래서 '내가 왜 이러지?' 그랬는데, 알고 보니까 그게 우울증 초기 증세더라고요.

　우울증을 앓고 계시는 분들은 혼자 있지 말고 자기하고 통할 사람을 찾으세요. 남편하고도 얘길 할 수 있잖아요. 나는 남편도 없고 엄마밖에 없으니까 엄마를 끌어안고 울면서 같이 죽자고 그랬죠. 우선 대화를 많이 하고, 잘 먹고 스트레스를 받지 말아야 될 것 같아요. 그리고 병원도 잘 골라서 선택해야 될 것 같고요.

주변 사람들에게 우울증에 걸렸다는 걸 알리세요

주위 사람들이나 가까운 사람들, 아니면 자기와 관계 맺고 있는 사람들한테 우울증에 걸렸다는 사실을 알리세요. 그런 다음 그 사람들하고 더 친하게 어울려 지내거나, 대화를 많이 하거나, 어울려서 운동을 하는 게 도움이 많이 된다고 생각해요. 계속 혼자 꽁한 채 '내가 우울증이라는 걸 밝히면 안 되겠지?' 그러고 있으면 다른 사람의 도움을 받을 수가 없어요.

힘이 될 사람들에게
병을 알리고 지지를 받으세요

우울증을 앓고 있다고 해서 움츠러들지 말고 적극적으로 노력하면 더 빨리 극복을 할 수 있는 것 같아요. 분명 그런 노력이 헛되지 않더라고요. 특히 내게 도움이 될 만한 사람들한테 병을 알리고 지지를 받는 게 참 중요한 것 같아요.

나는 옛날에 피해를 본 일이 있었는데, 피해자들 모임이나 관계 기관을 통해서 많은 도움을 받았어요. 그런 일이 있을 때도 역시 혼자 힘으로 어떻게 해보려고 하지 말고 외부에 알려서 전문가들한테 꼭 도움을 받아야 된다고 생각해요.

자기의 내면을 많이 개방할수록
치료가 빨라요

집단 상담을 하면서 느낀 건데요, 자기 얘기를 많이 꺼내면 꺼낼수록 그만큼 치료가 잘 되는 것 같아요. 집단 상담을 하면서도 자기 얘기를 꺼내지 않는 사람들이 있어요. 그 사람들은 그만큼 치료가 안 돼요. 자기 안에 이렇게 꽁꽁 묶어놓고 그러면 오히려 문제가 생기는 것 같아요. 왜, 화병이라는 것도 있잖아요? 그러니까 이렇게 탁 털어놓는 게 좋겠다는 생각을 많이 했어요.

▎감사하고 행복한 마음을 유지하는 것이 중요해요

자기 스스로 '늘 즐겁다. 감사하다.' 그런 마음을 가지고 살아야 할 것 같아요. 아침마다 눈을 뜨면 해 뜨는 쪽을 바라보면서 '감사하다, 행복하다.' 그런 마음을 가지고 살면 우울증도 없어지지 않을까요? 나도 그렇게 살아왔고, 친정어머니도 그렇게 살고 계시는데, 그러면 진짜 우울증이 없어지는 것 같더라고요. 약도 약이지만……. 그리고 자기 스스로 '행복하다, 감사하다, 즐겁다.' 이렇게 느끼려고 노력하면 진짜 머리도 그렇게 생각하게 될 것 같아요.

▎가족한테만 헌신하지 말고 자기 자신을 위해 사세요

스트레스를 이겨내는 분들을 보면 낮에는 일하고 밤에는 구민회관 같은 데 가서 수영도 하고, 그러면서 자기를 위해서 살아요. 그러니까 우울증이 없는 거예요. 그런데 우리는 마누라나 남편, 자식한테 너무 집중을 해버려서 이런 고통을 겪는 거죠. 사실 우리한테는 아무런 도움도 안 되는데 말예요. 절대 올인하지 마세요. 그건 바보짓이에요.

그 대신 '내가 최고다. 내가 최고야. 남편이고 마누라고 자식이고 아무 소용없다.' 하면서 내가 부족한 것, 꼭 하고 싶었던 일을 하세요. 교회를 다니고 싶으면 교회를 다니고, 술 한잔하고 스트레스도 푸시고요. 수영을 좋아하면 수영을 하세요. 우울증이 심하면 사람이 싫어지는데, 그것도 바보짓이에요. 그냥 하고 싶은 일을 하시면 돼요.

우리 사회가 우울증 환자들에게 관심을 가져주어야 합니다

우울증 환자는 내성적이거나 모든 걸 혼자 감수하는 사람들한테 잘 나타납니다. 그런데 사람들은 그렇게 착하고 나약한 사람들한테 잔인하고 표독스럽게 상처를 주고 괴롭히고 그래요. 그런 사람들이 뭔가 좋은 걸 가지고 있으면 그걸 뺏으려고 더욱더 상처를 주는 거죠.

우울증을 앓고 있는 사람은 사회적 약자가 될 수밖에 없습니다. 이런 분들에게 상처를 주고 그나마 가지고 있는 것을 마저 빼앗으려 하지 말고 배려하고 조금 더 관심을 가져주었으면 좋겠어요. 우울증 환자들이 사람을 죽이거나 어떤 나쁜 행동을 하는 건 아니잖아요.

우울증에 걸린 사람은 몸과 마음이 모두 허약합니다. 그래서 보통 사람이면 그냥 넘어갈 일도 심각하게 받아들이거나 큰 상처로 남는 경우가 많죠. 예를 들어 늘 다니던 슈퍼마켓의 단골손님 중 하나가 '자살'을 했다고 가정해봐요. 그러면 슈퍼 주인은 가게에 오는 사람마다 "그 사람이 자살했대요." 이런 슬픈 소식을 전하겠죠. 그런데 우울증에 걸린 사람은 이런 소식을 그냥 소식으로 듣는 게 아니라 '나도 죽고 싶다.' 하는 식으로 받아들이기 때문에 큰 문제가 되는 거예요.

제일 급선무는 바로 내 곁에 있는 사람이 우울증 때문에 자살하지 않도록 미리 예방을 하는 거예요. 그 방법은 바로 끊임없는 '관심'이죠. 아무리 우울증이 심해도 한순간만 넘기면 아무것도 아닐 텐데, 순간적인 충동을 이기지 못해 극단적인 선택을 하는 경우가 많거든요.

사실 살아갈 길은 얼마든지 있어요. 정말 돈이 없다면 시설 같은 데 가서 살면 되죠. 전쟁통에도 다들 살았는데, 21세기에 못 살 일이 뭐가 있겠어요?

의사 선생님이나 지역사회 지도자 이런 분들이 주변 사람들의 관심을 불러일으키도록 애를 좀 써주셨으면 좋겠어요. 이런 도움 없이 혼자서는 헤쳐나가기 어렵다고 생각해요. 그나마 누구의 손에 이끌려서라도 센터나 병원을 찾아오는 환자는 괜찮죠. "나는 그런 병에 안 걸렸다." 하고 우기거나 병원 가는 걸 무조건 거부하는 사람들이 더 위험한 거예요.

살다 보니 이런 사람 저런 사람 많이 만납니다. 내 생각에 그중 80~90퍼센트가 우울증 아니면 강박증 환자들인 것 같아요. 그리고 이런 환자들은 포악하게 행동하거나 자존감이 없거나 둘 중의 하나고요.

우리는 모두 더불어 사는 존재잖아요. 나와 너는 둘이 아니라 하나이고, 우리는 어떤 피라미드처럼 아니면 퍼즐처럼 이어졌다고 생각해요. 그러니까 서로서로 관심도 가지고 사랑도 가지고 그래야 되는 거죠. 누가 강도를 당했을 때 경찰에 신고만 해줘도 그게 사랑이라고 얘기하잖아요. 내 손으로 직접 도둑을 잡지 못해도 말이죠.

이런 마음으로 주변에 우울증 환자가 있다면 각 구나 동사무소 정신건강증진센터에 함께 가자고 손을 잡아 끌어주면 어떨까요?

절대로 자살은 나 혼자만의 일이 아닙니다. 주위를 초토화시키는 겁니다. 자살은 또 하나의 살인이에요. 그러니까 우리 모두 이 시간을 극복해내고 또 다른 좋은 날을 기대해봐요.

우울증으로 고통받는 분들에게 격려와 조언을 해주신다면?

먼저, 지금 우울증을 겪고 계시는 분들에게 이 병은 일시적인 마음의 감기이며 반드시 회복될 수 있다는 희망의 메시지를 전하고 싶습니다. 지금은 비록 힘들고 잠도 못 자고 불안하고 초조하고 무기력하지만 몇 개월 뒤, 몇 주 뒤면 다시 정상 상태로 돌아갈 수 있습니다.

또 이미 회복된 분들한테 부탁드리고 싶은 것은 재발을 막기 위해 전문가와 늘 상의를 했으면 하는 것입니다. 아울러 약물 치료 기간을 잘 지키고, 규칙적인 생활과 운동을 잊지 마세요. 특히 술을 자제했으면 좋겠습니다. 술은 급격한 기분 변화를 일으킬 수 있기 때문에 과음하는 것은 결코 좋지 않습니다.

세 번째로 보호자들에게 말씀드리고 싶은 것은 환자가 힘들어하는 부분이 있으면 주변 사람들한테 얘기하도록 독려하라는 것입니다. 자기 얘기를 많이 할수록 마음의 부담이 경감될 수 있고, 새로운 길, 좋아질 수 있는 길이 분명히 열릴 것입니다.

도움을 준 기관들

- 계요병원
- 고려대학교 안산병원
- 고양시정신건강증진센터
- 광주시건강가정지원센터
- 광진구정신건강증진센터
- 구리시무한돌봄센터
- 동작구정신건강증진센터
- 리누스병원
- 송파정신건강증진센터
- 자광아동가정상담원
- 종로구정신건강증진센터